中公新書 1877

井上 栄著

感染症 増補版

広がり方と防ぎ方

中央公論新社刊

増補版にあたって

二〇〇三年、新型コロナウイルスによる重症急性呼吸器症候群（SARS《サーズ》）の出現は世界を震撼させた。このとき日本人のSARS患者数がゼロであったことに触発されて、私は感染症の伝播とその遮断について考察した本書旧版を二〇〇六年に書いた。出版から一〇年以上がたって、二〇一九年末に別の新型コロナウイルスによる肺炎が中国で出現し、再度、人々に戦慄が走った。そして今回、出版社の要望があり、その増補版を出すことになった。

目に見えない新しい病原体が出現すると、人々は強い不安に襲われる。新型ウイルス病が出現したばかりのときにはその伝播《でんぱ》経路ははっきりしておらず、治療薬は無く（抗生物質はウイルスには無効）、病原体検査は大量の検体に追い付けず、そしてまだ予防ワクチンも作られていない。マスメディアは重症患者の発生を詳しく報じ、インターネットでは真偽が分からない情報が駆け巡る。恐怖は、実際の病原体よりも広く速く蔓延する。

そのような状況における対処法は、ウイルスがどのようにして動物から人間に来るのか、人間に来たウイルスはどのようにして人から人へと広がるのかを冷静に考えておくことである。その伝播の仕方を論理的に考えておけば、伝播経路を意識的に遮断することができ、心を静めることができる。旧版はその目的で書いたものだった。再版に際しては、感染症の伝播とその遮断に関する議論の骨子は変わらないので、旧版の第一章から第六章まではほぼそのままの形で残した。そして最後に「補章　新型ウイルスが広がりにくい社会」を追加し、今回の新型コロナウイルス感染症の伝播遮断の行動に関して書くことにした。

さて本編に入る前に、新型コロナウイルスについて、SARSウイルスと違うと考えられる点について書いておこう。SARSは重症な肺炎で、患者が激しい咳をすることで大量のウイルスを含む飛沫が生じ、病院内で医療従事者にも感染を広げた。いっぽうでは重症患者を病院に隔離することで、社会のなかでのウイルスの広がりが抑えられて、流行は終息した。当時、来日した中国人患者の数もゼロであった。しかし今回の患者の症状はSARSほどでなく、また訪日する年間中国人旅行者数は当時に比較して二〇一九年には九六〇万人と約二〇倍に増えていることもあって、ウイルスは日本へ感染者によって運ばれてきて、国内での感染も発生した。なお、世界保健機関（WHO）はこの新型疾患の正式名称をCOVID-19としたが、本書では一般に普及している「新型コロナウイルス感染症」を使うことにする。

はじめに

いまマスメディアが、世界中の感染症を大きく取りあげている。出血熱、肺炎、脳炎、狂犬病……など、かかったら致死率が高い病気ばかりである。名前も恐ろしい。狂牛病はあまりにもひどすぎる名前とのことで、牛海綿状脳症（BSE）に変更された。

それらの病気を起こす原因は目に見えない病原体である。肉眼で見えないものが自分の命をおびやかすと思うと、人は不安になる。メディアが発達すると、病原体が身近に存在しなくても、情報に振りまわされる。世界のどこかに死亡率の高い新型感染症が発生すれば、情報が正確に伝えられても、病原体が目に見えないものである以上、人々の不安は増幅される。また風評被害という形で、旅行、食品業界などにも大きな影響が出る。しかし、それでも現代は、情報を隠すことはできない時代なのだ。

人・物・情報が国境を越えて動く現在、病原体も国境を越えて広がりやすい状況になっている。二〇〇三年、重症急性呼吸器症候群（SARS）が中国で発生し、他国にもその患者が出たとき、世界中が恐怖におののいたことは記憶に新しい。

本書では、この情報過多の現代、私たちが感染症をどう理解し、対処するか、社会としてどのような予防対策をとるべきかを考えてみたい。恐ろしい感染症はたくさんあるが、それが身近で起こるものかどうかを見きわめておくことが重要である。致死率が高い病気でも、いま、ここで起こる確率がゼロであれば、危険度《リスク》はゼロである。身近に発症する可能性が皆無であれば心配無用にして、将来予想されるものには予防対策をとることが必要である。治療よりも予防が重要である病気が、感染症なのだ。

目に見えない病原体でも、無から有が生じるわけではない。微生物による感染症は、病原体が人体内で増殖して起こるのであるが、その病原体は体外から来るものである。それゆえ、病原体が身近に伝播するものかどうかを知ることが重要である。病原体の伝播経路を断つような行動をとれば、感染症を予防できるわけだ。また、その伝播が起きにくい社会をつくっておけば、安心して日常生活を送ることができる。そこで、伝播経路をキーワードとして話を進めよう。

本書では、人から人へとうつり、重い症状を起こす感染症を伝染病とよぶことにする。むかしは「日本伝染病学会」「東京大学伝染病研究所」「伝染病予防法」などの名前があった。

高度経済成長期に危険な伝染病が日本からなくなり、専門語としての「伝染病」の名前は消え、いまは「感染症」が使われるようになっている。しかし伝染病は、人間が集合して生活する大都市で、かつては公衆衛生上の最大の問題であったのだ。歴史的に見れば伝染病は社会に大きな影響を与えてきた。そこで本書では伝染病もキーワードになる。

人間と他の哺乳《ほにゅう》動物とは生物学的には類似点がたくさんあり、感染した個体（宿主《しゅくしゅ》という）の体内での病原体の増殖様式、および宿主での免疫応答は似ている。だからこそ、動物を使ってヒト病原体の感染実験ができるわけだ。いっぽう人間と動物との病原体の伝播様式を比較すると、それが大きく異なっていることに気づく。それは人間の行動が、動物とはまったく異なることによる。ホモ・サピエンスが出現したあと、人間は生物学的にはあまり変化していないが、文化と歴史をもつことにより、行動・生活様式をすこしずつ変えてきた。病原体の伝播様式も時代とともに変化してきているのだ。

感染症の対策には、病原体伝播経路を知っておかなければならない。それがわかっていれば、病原体が見えなくても的確な対策ができる。本書ではまず、動物と異なる、人間に特徴的な伝播様式は何かを明確にする。そして、産業革命時の工業都市で広がった伝染病の伝播経路に人間がどう介入し、解決してきたかを述べる。

伝染病をなくすために清潔な居住環境をつくってきた先進工業国ではあるが、病原体はスキをついて生き残るように変化している。過去になかった、思いもかけない伝播経路で病原体が広がることがある。その事例も見てみたい。

次に、工業国を離れて地球規模で感染症を見ると、人間にとって新型の病原体が発生している。それがどのような場所で、どのような条件で生まれるか、グローバル時代に国境を越える病原体とはどのようなものか、考えたい。

居住環境をいくら整備しても伝播をおさえられない伝染病がある。咳《せき》でうつる（新型）インフルエンザと性交でうつるエイズである。これらが先進国で将来いちばん重要になる感染症だ。これらには人間の行動、文化で対処できる。費用をかけないで対処するにはどうしたらよいか、私の考えを最後に述べたい。

では、まず、病原体の伝播経路から話をはじめよう。

感染症　増補版　目次

感染症

増補版

第一章　病原体の伝播経路を知る

1　なぜ日本人SARS感染者がゼロだったのか

病原体の伝播を考える

伝染病が人から人へとうつるとき、病原体は患者の体外に出てから次の人へと移動しなくてはならない。そのとき、①病原体が人体のどの場所から出て、他の人のどの場所へ侵入するのか、②どんな媒体によって運ばれるのか、③体外では増殖することができず、時間とともに壊れていく病原体が、どれくらいの期間生きているのか（これらは病原体によって異なる）——これらのことを知っていれば、病原体伝播を効果的におさえることができる。本章では、それらを整理してみる。

病原体伝播について考えれば考えるほど、人間と動物の大きな違いに気づく。言葉を喋《しゃべ》り、道具を使い、清潔な環境をつくってきた人間を将来もおびやかす伝染病の伝播経路は何か、についても明確にしてみたい。

二〇〇三年、重症急性呼吸器症候群（SARS）が流行したとき、世界中で八〇〇〇人余の患者が報告された。患者数が五人以上の国だけの、国別の患者数を示す（**図表1－1**）。先進国でも患者が出ているのに、日本人はゼロだった。これは世界中が不思議がったことである。日本人が感染しなかったことは、「幸運な偶然」といわれたが、それは次の事例が指し示している。

二〇〇三年二月二十一日に香港《ホンコン》のMホテル九階に泊まって感染した客が、ベトナム、カナダ、アイルランド、米国、シンガポールへ移動した。それが、SARSウイルスが中国から世界へ運ばれた最初のときだった。そのとき日本人もMホテルの別の階に宿泊していたが、

国・地域名	患者報告数	うち輸入例
中　国	5327	−
香　港	1755	−
台　湾	346	21
カナダ	251	5
シンガポール	238	8
ベトナム	63	1
アメリカ合衆国	27	27
フィリピン	14	7
タ　イ	9	9
モンゴル	9	8
ドイツ	9	9
フランス	7	7
オーストラリア	6	6
スウェーデン	5	5
マレーシア	5	5
世界合計	8096	142

図表1－1　国別SARS患者数
2002.11〜2003.7　WHO
（患者数5人以上の国のみ）

感染しなかった。後述するように、三月末アモイガーデン高層団地でも空気媒介感染によるSARSの集団発生が起こった。そのとき、日本人も同団地で生活していたが、SARSにかからなかった。たしかにこれらの場合、日本人は幸運であったのだろう。

さて、カナダ、シンガポール、ベトナムでは病院内で飛沫《ひまつ》を介して感染が拡大したのであるが（第三章、八一ページ）、他の国での患者数はそれほどでなく、輸入症例が相対的に多かった（**図表1－1**）。つまり、人から人への二次感染はあまり起こらなかった。輸入症例の大部分は旅行者であり、彼らが中国で病院を訪問してそこで感染したわけではなく、病院以外のどこかで感染したと考えられる。

米国から中国・香港・台湾への年間旅行者数は約二三〇万人であり、米国人の患者は二七人いた。いっぽう日本人は年間三一〇万人も旅行しているのに、患者はゼロだった。これは偶然のこととはいえないだろう。「偶然」といわず、徹底的にその理由を考え、あらゆる可能性を考慮しておくことが、将来役に立つことにもなる。

SARSの伝播経路

日本人旅行者が感染しなかった理由を考えるために、SARSウイルスが人体内で増殖する場所と、人体外で人から人へと伝播する経路について整理しておこう。当初、ＳＡＲＳは重症急性呼吸器症候群という病名が示すように呼吸器の病気であり、ウイルスはインフルエンザウイルスと同様に上気道で殖《ふ》えてから、気道を下って気管支・肺へ行き、そこの粘膜の細胞でのみ増殖する（局所感染）と考えられていた。

しかし結局、ウイルスは腸管でも殖えていることがわかった。現在は、ウイルスはまず咽《いん》頭《とう》（のど）で少量増殖してから、血液を介して（ウイルス血症が起こり）肺や腸管へ行き、そこで大量増殖をするのではないか、と考えられている（**図表1―2**）。つまり、局所感染のインフルエンザと違って、ＳＡＲＳはウイルス血症を起こす全身感染症なのだ。ウイルスの全身感染では、体内への侵入門戸としてウイルスが増殖する細胞（そこからウイルスが血液へ入る）と、体外へとびだしていくときに増殖する細胞とは異なる。肺で殖えたウイルスは肺炎を起こし、そのはげしい咳でとびだす飛沫にふくまれる。腸の細胞で殖えたウイルスは下痢便に大量にふくまれる。

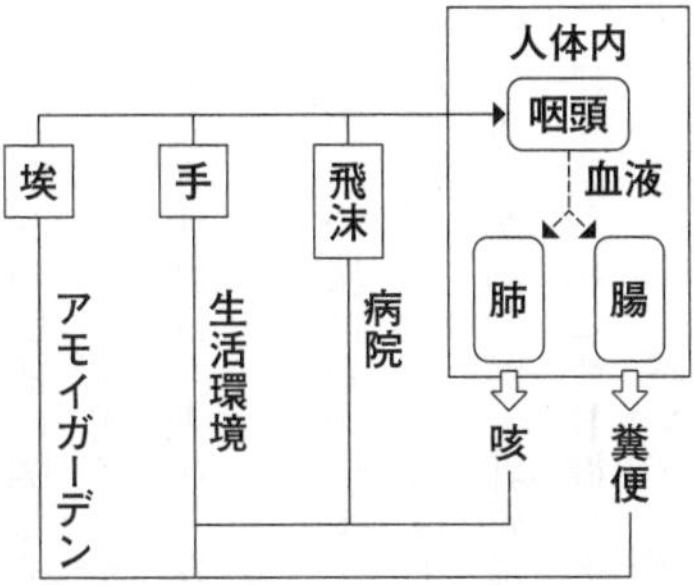

図表1－2　SARSウイルスの伝播経路（仮説）

SARSの伝播に関してはいろいろな謎《なぞ》があったが、腸管でウイルスが増殖したことを考慮に入れると、説明がつくことが多い。中国への旅行者がSARSにかかった場所は病院外であるとすれば、飛沫でなく糞便《ふんべん》にふくまれるウイルスによる伝播が起こった可能性が考えられる。

中国への旅行者を悩ますものに、便所の汚さがあげられてきた。一九八二、八三年には、中国では、一〇〇万人以上の成人がかかるという新型B群ロタウイルスによる大規模な下痢症の流行があった。乳児に下痢症を起こすA群ロタウイルスは世界中に存在しているが、大人に下痢を起こすB群ロタウイルスが見つかったのは中国が世界最初で、その後も似たウイルスがインド、バングラデシュで見つかっている。これらの国では衛生状態が悪く、下痢症ウイルスが糞便を介して広がる条件があったと考えられる。二〇〇三年のSARSの流行も、糞便を介してウイルスが広がった可能性も推測できる。

では、米国人旅行者は感染したのに、なぜ日本人旅行者は感染しなかったのか？　以下、想像をたくましくしてみる。

感染者の手についた少量のウイルスが扉のノブにつき、それにさわった別の人の手につく。握手や、お札《さつ》・硬貨をかぞえることで、別の人の手につくこともあるだろう。外国人旅行者の手にもウイルスがつき、彼らが饅頭《マントウ》やパンを手づかみで食べるとき、ウイルスが口に入って感染が起こったのかもしれない。公衆便所へ行ったとき、靴に糞便がついて、ウイルスが運ばれ、ホテルの部屋で乾いて埃《ほこり》となって舞いあがり、それを吸いこんで感染した可能性もあるかもしれない。

いっぽう日本人旅行者は、握手のかわりにお辞儀をすることが多いので、手の接触が少ない。ホテルの部屋に入ったら土足をぬぐ。外国のホテルにはスリッパはないのだが、日本人ではそれを持参する人もいる。手を洗い、風呂に入る。

日本人は食事に箸《はし》を使う。寿司、おむすびを除けば、手づかみで食べることは少ない。たとえウイルスが手についていても、箸を使えば口に入りにくいことになる。さらに日本食レストランではお手ふきが出て、それを使っただろう。日本人旅行者がSARSにかかる確率は、他国人がかかる率に比較して低かったことが想像できる。

日本人旅行者が感染する確率を数字として示せ、といわれても計算はできないが、日本人患者がゼロであったという厳然たる事実があるので、証明はできなくても、その理由を考えておくのは重要なことだろう。

香港団地でのSARS

SARSは、香港の団地で予想もしなかった経路で広がった。高層住宅団地アモイガーデンでの伝播経路は、水洗トイレから発生した埃を介してのものであった。通常、トイレから埃は舞いあがらない。しかし、例外中の例外として、それがSARS流行のまっただなか、香港で起こった。起こってはならないことが起こったのだ。

アモイガーデンの建物は三六階建てで、各階に八戸ずつ（各戸四八平方メートル）が配置され、その建物が一八棟もならんでいる。中流階級の人たちの住宅だ。この清潔に見える近代的な団地で、二〇〇人近くの患者がいきなり発生した。

この事件は香港の住民をパニックにおとしいれた。あのようなきれいな場所でSARSが起こるなら、香港中でSARSが広がるだろう、いったい自分たちはどうしたらよいのか、どこへ行ったら安全なのか、という不安が拡大したのである。

では、ウイルスはどのように広がったのか？　やがて、香港特別行政府衛生部、そして世界保健機関（WHO）チームの懸命な疫学調査によって、トイレ排水管内で発生したウイルスをふくむ飛沫が居室に吸引されたという仮説が立てられ、検証されていく。香港大学の研究者が、その推理をさらに次のように展開している。[1]

三月十九日、一人のSARS患者がE棟十六階のアパートを訪問し、浴室内の水洗トイレを使った。患者は下痢をしており、便にはSARSウイルスが大量にふくまれていた。トイレ排水管（各棟八本）は上の階から下の階へと垂直に通じており、そのなかを汚水が落下したときウイルスをふくむ飛沫が管内に発生した。

浴室の床には排水口があり、それはトイレ排水管につながっている。臭《にお》いが浴室に来ないようにする水を満たすU字トラップがあるのだが、それが乾燥していて水がなくなっている家があった（**図表1－3a**）。

その家で換気扇をまわしたので、排水管のなかの飛沫が乾燥したトラップをとおって吸いだされ、浴室に充満し、さらに階段部分へも出た。飛沫は乾燥した埃となって、建物内の上昇気流にのって上の階へと移動し、さらに屋外へ出たものは他の棟へも風で拡散した。

この一回の汚染で同時に感染した人は二〇〇人近くであったが、その感染者からさらに別の人へと二次感染が起こり（最初の患者から見れば三次感染）、団地全体で患者は三〇〇人を超えた。

この空気媒介説は、棟を越えた患者の集団感染の事実をうまく説明する。ネズミがウイルスを広げたという説もあったが、それでは異なった棟での突然の患者同時発生を説明できない。SARS患者の下痢便中のウイルス量は多く、このようなことが起こったのだろう。これは偶然がいくつか重なって起こった事態であり、めったには起こらないことである。高層住宅、水洗便所、乾いたトラップ、換気扇のすべてが組みあわさった条件で、空気媒介感染が起こったのだ。屋外での空気媒介ということを考えると、ウイルスは日光の紫外線で壊さ

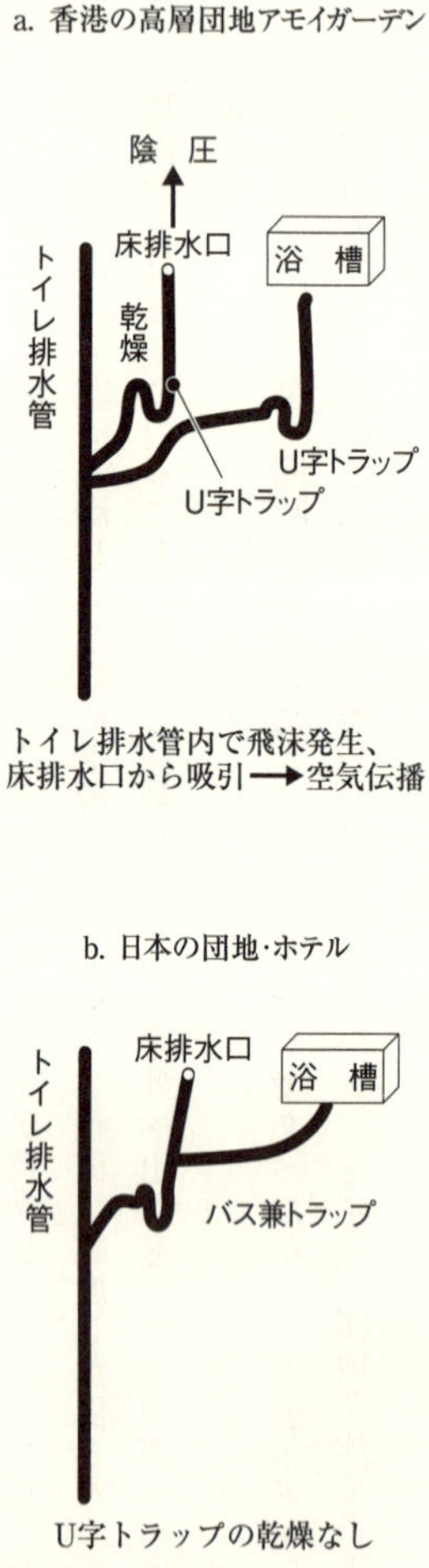

図表1－3　水洗トイレから埃発生——アモイガーデン

れる可能性がある。そこで私は、論文著者にそれが起こった時刻を問いあわせた。回答は、患者発生の時間から逆算すると、空気媒介は三月十九日夕から翌朝までの一二時間内に一回だけ起こった、とのことであった。

もし日本にＳＡＲＳ患者が入ってきていたら、同じことが日本の団地やホテルで起こる可能性はあっただろうか――その道の専門家に聞いたところ、日本では浴室床排水とバスタブ（浴槽）排水は合流させたあとにトラップ（通称、バス兼トラップ）がつけられている（**図表1－3b**）。したがって浴槽を使っているかぎり、トラップは乾かず、そこからトイレ排水管で生じた飛沫が吸引されることはない、とのことだ。仮にバス兼トラップが使われておらず、床排水が浴槽排水と別々になっていたとしても、日本人は入浴時に浴槽の外で体を洗うので、そのトラップが乾くことはなく、日本の団地・ホテルでＳＡＲＳが広がる確率はきわめて小さい、と考えられる。

アモイガーデン団地は一九八一年に建設された。浴室は狭いので住民は浴槽内でシャワーを浴び、床はモップでふき水を流さなかったので、そのトラップが乾いたのだった。換気扇はあとから住民がつけたものである。建築時には想定もしなかった盲点があったのだ。

2　人間と動物の違い

トイレを使わない動物

ヒトの病原体が人から人へと広がる経路・伝播様式は、動物の病原体が動物のあいだで広がる経路とは大きな差異がある。それはヒトの行動が動物とはまったく異なるからだ。本節では、感染症という視点から、その違いを説明しよう。

人は、人同士での病原体伝播を邪魔するような行動をしてきている。人がそのような行動をとると、ヒトのみを宿主とする病原体は生きにくくなるが、そうすると病原体側は自分の遺伝子を変化させ、その生きにくい状況でも生き残ろうとする。ここでは、その病原体の進化についても述べよう。

動物同士での伝播経路を示す（**図表1－4**）。動物はトイレを使わないので、糞尿に排出されたウイルス・細菌は環境中に拡散する。それが水で流されると、下流でその水を飲む他の動物に感染が広がる。また、糞尿が乾くと動物自身の活動で埃が舞いあがる。もし糞尿に排出されたウイルスが乾燥に強いものであれば、まわりの動物がそのウイルスのついた埃を吸って感染が広がる。たまたま近くを人が通れば、その埃を吸って感染が起こる。なお、尿は通常、無菌であるが、全身感染を起こすウイルスのあるものは腎臓でも増殖し、尿中に排出される。

動物間の病原体伝播でもうひとつ重要な役割をはたすのは節足動物《せっそくどうぶつ》である。蚊やダニが動物を刺して血液やリンパ液を吸い、そこにふくまれているウイルスが昆虫・ダニへうつって増殖し、その昆虫がこんどは他の動物を刺してウイルスを広げる。

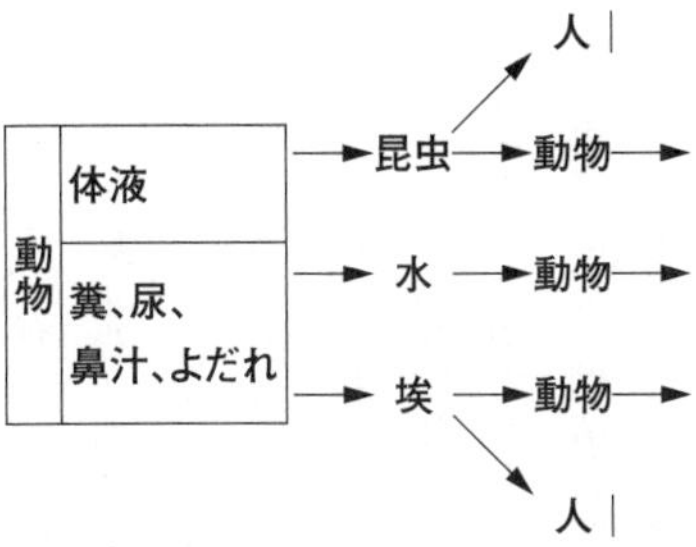

図表1－4　動物間の病原体の伝播
病原体は，埃・水・昆虫などを介して次の動物へうつる．いっぽう人へうつった病原体は次の人へうつらない．

　病原体が宿主の体外の環境に存在するとき、時間がたてば病原体はどんどん壊れていく。病原体が完全に壊れてしまえば、次の宿主での感染が起こらなくなる。したがって、一個体から排出される病原体の量が多ければ多いほど、また環境で丈夫であればあるほど、たくさんの個体へと感染を広げることになる。概して、ウィルスのほうが細菌より環境中で安定である。

ここで、ウィルスの基本的な性格を確認しておこう。ウィルスは、遺伝子核酸《かくさん》（ＲＮＡまたはＤＮＡのどちらか）とそれを囲む蛋白質《たんぱく》からなる単純な構造体で、細胞でない生物である。細胞である細菌の一〇分の一以下の大きさであり、培地では増殖せず、自己を複製するときには特定の細胞へ入って、その代謝系を利用して殖える。そのとき、ウィルス表面の蛋白質と結合する受容体をもつ細胞にしか入ることはできない。細胞外では、無生物としての挙動になる。水中で安定なものや、空中で乾燥に強いものがあるが、小さいウィルスほど、より丈夫である。環境温度が高いほど、蛋白質の変性が起こりやすく、ウィルスは壊れやすい。日光があたる場所では、遺伝子は紫外線によってすぐに壊されてしまう。

喋り、手を使う人間

人間が他の動物と根本的に異なる点は、言語能力をもち、道具を使うことだ。ヒトは、言葉を使って知識をたくわえ、考え、道具を創りだす。さらには、快適な生活をもとめ、未知のものに挑戦してきた。長期保存できる食料を確保することで、都市をつくって集団で居住するようになった。

集団で住むことは伝染病を広げる条件になるが、トイレをつくったので、糞尿にふくまれる病原体が舞いあがらないようになった。トイレから漏れ出して飲料水に入る微量の病原体は、塩素消毒で殺した（第二章、五六ページ）。こうして人間は、糞尿中の病原体から逃れることができるようになったのだ。

人間は、排便後に手を使う。お尻を紙でふくが、そのときわずかな量の病原体が手につく可能性がある。また、世界には紙を使わないで水で洗う文化もある。私たちが、「ウォシュレット」を使うのとは違い、左手を使う。そのような文化では、握手するとき左手を出してはいけない。手についた糞便中の病原体は、ドアのノブなどにつき、それを他の人が手でさわり、その手を介して口に入ることがある（間接接触）。その量はわずかだが、手を洗えばさらに減る。

また、服を着て屋内に住むことで、蚊に刺されることが減り、皮膚の傷からの感染も減った。洗濯・掃除をすることで、病原体をふくむ埃を出さないようにした。調理に火を使って、生肉中の寄生虫を殺した。

いっぽう、人間ではむしろ、咳・クシャミをしたとき口から出る飛沫が、病原体伝播に相対的に大きな役割をはたすと考えられる。飛沫とは直径一〇マイクロメートル超の小水滴で、患者から一メートル以内の床に落ちる。

人間の特徴は喋ることだ。面と向きあって喋る相手は、飛沫がとぶ範囲内にいる。(2) 喋っても飛沫は出る。そのとき咳をすれば、感染はより広がる。動物も咳をして飛沫を出すが、飛沫が病原体の伝播にはたす役割は人間ほどではないだろう。密飼いの家畜を除けば、喋らない動物同士が近くで長時間向きあっていることはない。むしろ、ウイルスをふくむ鼻汁・唾《だ》液《えき》などが乾いて、埃となって舞いあがり、他の動物に感染が伝播することのほうが多いだろう。

動物から人へと病原体が伝播することがある。その場合、通常、伝播はその人で止まり、次の人への伝播がない(**図表1―4**)。人が動物の糞尿からのウイルスをふくむ埃を吸って感染したときには、体内で増殖したウイルスはその人の糞尿に排出されるが、それはトイレへ行き、舞いあがらないのである。

蚊媒介ウイルス感染症の場合には、ウイルス保有蚊に刺された人の血液にウイルスが出てくるが、服を着ている人は蚊に刺されにくいので、別の蚊がその人を吸血してウイルスを広げるチャンスも小さいのである。

病原体の進化

前述のようにヒトは、自分の遺伝子に変化が起こらなくても、生活様式、行動様式をどんどん変えてきた。いっぽう病原体は、人間の行動変化に対して自分の遺伝子を変えてきた、と考えられる。

ダーウィンの進化論は微生物病原体にも当てはまる。あらゆる生物は自己の子孫をたくさん残そうという性質をもっている。自分の子孫をつくるとき（遺伝子を複製するとき）、親の遺伝子とすこし違った変わり者（変異株《へんいかぶ》）が若干生じる。その変異株のほうが環境により適応するならば、ときとともにその変異株が占める割合がどんどん増えていく。その変化は子孫をつくるまでの時間（世代時間）が短い生物ほど速い。人間の世代時間は約三〇年だが、細菌の世代時間は三〇分以内である。一個の細菌が三〇分で二倍になるとすると、二〇時間で一兆個にも殖える。この増殖のあいだに遺伝子DNAに変異が起こりやすい。さらにウィルスでは、遺伝子がDNAでなくRNAのものが多く、そのRNA遺伝子はより変化しやすい性質をもっている。

以下で、微生物病原体がヒトのなかで古代からどうして生き延びてきたのか、症状の重さはどのように変化してきたのかを考えてみよう。ヒトの体内に寄生して増殖する微生物の場合は、宿主のなかで大量に増殖しても、その宿主を殺してしまったら、その病原体は絶えてしまう。生き残るのは、よりたくさんの人にうつるようになった変異株だ。微生物は自分では動けないので、次の宿主に移動するためには、宿主に咳・下痢などの症状を起こさせて、飛沫や便とともに排出される必要がある。上下水道が整備された衛生的な社会では、便を介してはうつりにくくなっていることを再確認したい。

まず、ヒトウイルス伝染病について考えてみる。ウイルスは人体の細胞でしか増殖できない。前述のように、ウイルスが宿主を殺せば、自分もいっしょに死ぬことになる。また、モタモタして時間がたつと、宿主の免疫系によってウイルスは殺される。生き残るためには、殺される前に宿主から出て次の宿主を探さなくてはならない。宿主を重症にさせ寝こませても、近くに次の宿主がいれば、はげしい咳によって生ずる飛沫・飛沫核に乗ってうつることができる。

しかし、もし近くにいなかったら、宿主を歩かせて次の宿主の近くに行かせなくてはならない。その場合は、宿主を重症にさせたらマズイのだ。むかしは一つの部屋に多数の人が居住していた。そのときは大量に増殖する強毒ウイルス株のほうが優先的に存在できたのだ。しかし先進国ではいま、少子化もあり個室に居住するようになった。このような条件下では、強毒株に感染した人は重症になり他の人にうつせないので、強毒株は絶えてしまう。いっぽう宿主を寝こませない弱毒株は、宿主が歩きまわることで他の人にうつることができる。そして最終的には、弱毒株のみがひっそりと生き残ることになる。こうしてウイルス伝染病は、居住環境の改善にともなって軽症化したと考えられる。

次に、下痢を起こす赤痢菌について考えてみる。一八九七年、赤痢菌を発見したのは志賀《しが》潔《きよし》で、彼の名 Shiga にちなんで *Shigella*（シゲラ）という属名がつけられた。*Shigella* 属菌には複数種類があるが、そのうち志賀赤痢菌がもっとも強毒で、はげしい下痢を起こす。出血で便が赤くなるので赤痢とよばれた。飲み水の塩素消毒がおこなわれなかった時代、はげしい下痢を起こし大量の菌を排出する志賀赤痢菌が多数の人に広がったのだ。患者が動けなくても、水が菌を運んでくれたのである。塩素消毒が実施されると、軽い下痢で出血を起こさないソンネ赤痢菌に変わった。こんどは軽症の患者が歩きまわって、手で菌を広げるようになったのである。

性交で伝播するヒト免疫不全ウイルス（ＨＩＶ）の場合には、以下のような説明がある。ＨＩＶは、宿主に症状がない場合に感染が広がるが、免疫不全症状が出ると、宿主は性交ができなくなりＨＩＶは次の宿主にうつれなくなる。しかし、性に寛容な社会では、ウイルスは宿主が病気になる前に次の宿主に乗りうつることができる。そこでは大量のウイルスをつくる株（通常強毒）のほうが少量増殖の弱毒株よりも優位に広がることがわかるだろう（HIVについては第六章であらためて触れる）。

いっぽう性が抑制されている社会、あるいはコンドーム使用率が高い社会では、ウイルスは次の宿主にうつりにくい。そこでは、うつる前に宿主が強毒ウイルスで病気になって死ねば、そのウイルスも消滅する。しかし弱毒ウイルスならば宿主は長生きし、そのあいだに次の宿主を見つけるチャンスもある。つまりHIVがうつりにくい社会では、弱毒株が主になると考えられる。

以上は、イーワルドという進化生物学者の説明である。昔の微生物学者バーネットらの説明では、病原体と人間との関係は時間経過とともに両者は共生に移行する、というものであった。これは数百年単位の長期的な視野での見方で、人間の遺伝子も病気が起こりにくいように変化することを頭に入れている説明である。しかしイーワルドの視点は、人間の遺伝子の変化が起こらないような短期間で見たものである。病気がうつりやすい条件があれば病原体は強毒化し、うつりにくい条件があると病原体の広がりが減るだけでなく弱毒にもなりやすい、という視点が新しい。

最後に持続感染ウイルスについて触れておきたい。ヒトの持続感染ウイルスは、数はそれほど多くないが、人が幼少のときに感染し、その後一生排除されずに宿主にも害を与えずに持続するものがほとんどである。たとえばB型肝炎ウイルスは新生児のときに母親から感染するが、むかしは病気を起こすことはなかったのだ。人間が長生きするようになった現代になって高齢者のB型肝炎ウイルスによる肝癌《かんがん》発生が問題になった。むかしは癌が発生する前に寿命が尽きていたのである。ヘルペスウイルス科のウイルスも、人間と共生して潜伏感染や持続感染するものが多いが、人間が農業をはじめるよりずっと前（一万年より前）からの関係で共生するように進化してきたものだろう。

ＨＩＶも持続感染を起こすウイルスであるが、人間との関係がまだ数十年ときわめて短く、持続感染ウイルスのなかでの例外といえる。ＨＩＶは宿主の免疫機能を破壊し宿主を殺すという、当面は共生と無関係のウイルスである。しかし数百年あるいはそれ以上経過すれば、人間とＨＩＶとが共生するように両方が変化するだろう。

3　人間での伝播経路

以上では、動物とヒトの差異を考えていくことからはじめて、病原体のさまざまな種類をあげて考えてみた。

それではここから、人間での病原体の伝播について、ウイルス・細菌が人体のどこから入り、どこから出て行くか、体外へ出た病原体がどんな媒体で運ばれるか、もっとくわしく述べよう。

人体への入口・出口

細胞内でしか増殖できないウイルスが人体へ入るとき、まず粘膜の細胞で増殖する。消化器系、呼吸器系、生殖器系の粘膜である。いっぽう細菌は、体内の粘膜の表面で殖えることが多い。ウイルス感染では、人体へ入った部分の粘膜で増殖する場合（局所感染）と、入った部位でいったん少量増殖してから血液に入り、他の臓器へ行って大量に増殖する場合（全身感染）とに大きく分けられる。全身感染のときは、体内に入る部位と体外へ出て行く部位は同じではない。

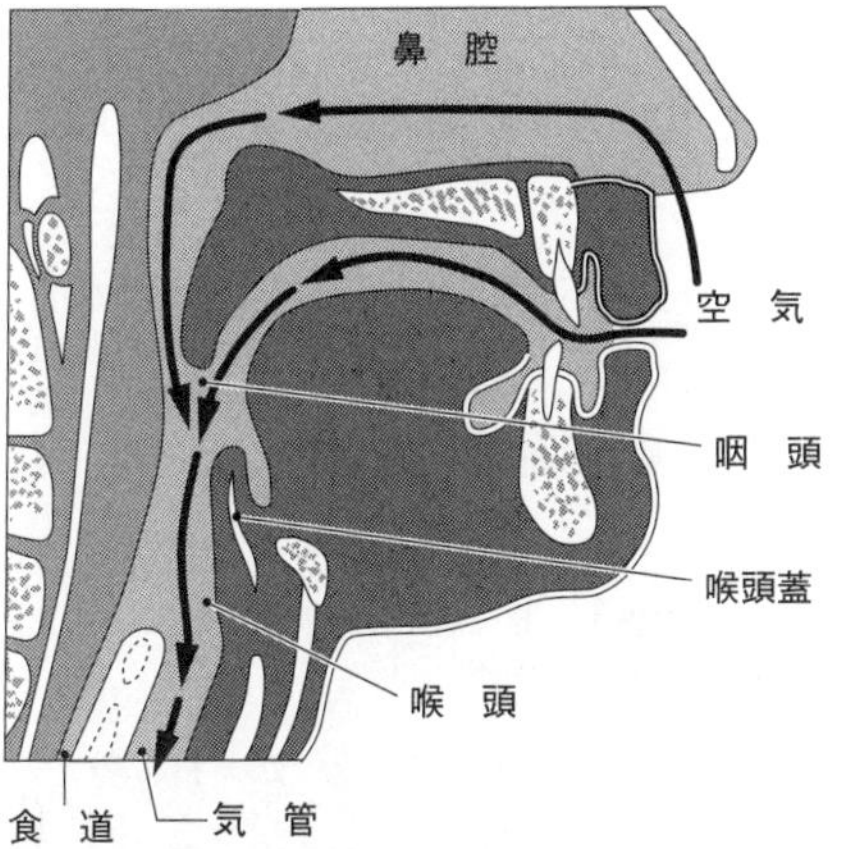

a. 吸　入

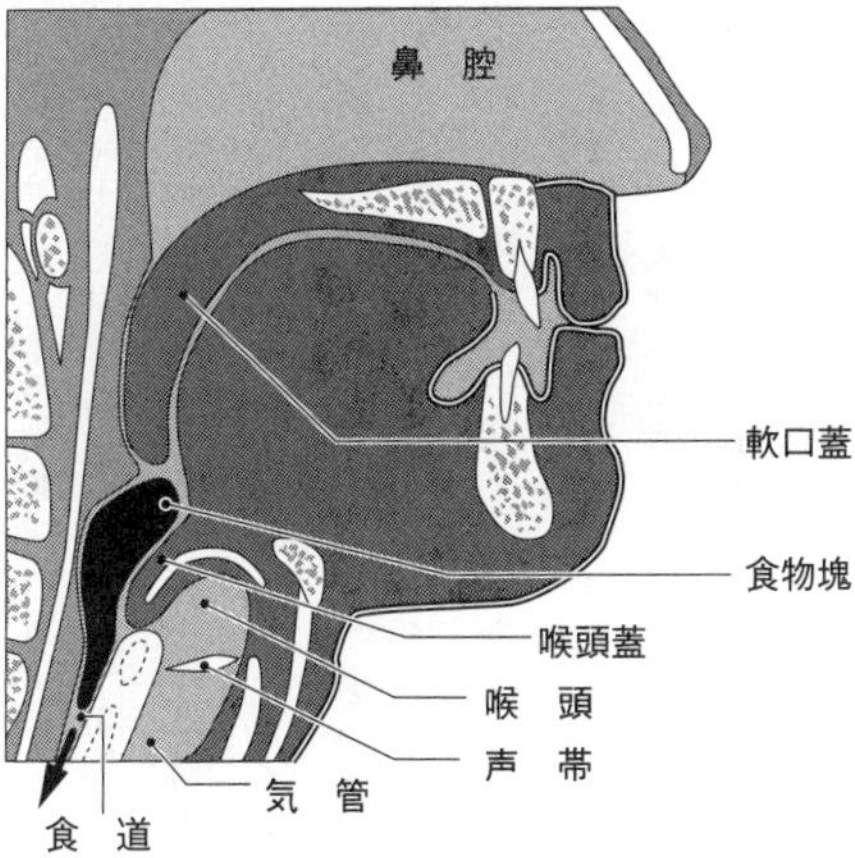

b. 摂　取

図表1－5　咽頭──吸気と食物との通り道
食物が食道に入るときには，喉頭蓋が気管に蓋をする．

体外へ出るときは、宿主に咳や下痢をさせて出ることが多い。口から飛沫で出た病原体は、対面している他人の目・鼻・口・咽頭（**図表1－5**）の粘膜に付着する。糞便から出たものは、他人の口へ埃・水・手を介していくのであるが、前述のようにトイレによって埃・水での伝播はおさえられる。皮膚の水疱《すいほう》から出るウイルスは埃で伝播する。生殖器同士の直接接触で伝播する場合は、環境中の媒体を介さない。これについては第六章でくわしく述べる（**図表1－6**に、病原体の人体への入口・出口、およびその媒体を示す。主要なものはゴチックで示す）。

入口：**口**、**鼻**、結膜、**生殖器**、注射、蚊刺し

出口：**口**、糞尿、鼻汁、吐物、皮膚水疱、**生殖器**、出血、蚊吸血

媒体：**飛沫**、**手**、空気（埃）、水、蚊

図表1－6　病原体の人体への入口・出口・その媒体

埃と飛沫

埃（dust）と飛沫（droplet）の用語が出てきたので、ここで整理しておく（**図表1－7**）。埃は乾燥物であるのに対し、飛沫は小水滴である。両者の大きな違いは、埃が一メートル以上の距離を空気によって運ばれる（airborne）のに対し、飛沫がとぶのは一メートル以内で、

すぐに床に落ちることである。この伝播距離の違いは、感染対策の上で重要なポイントである。

では、飛沫が床に落ちたあと、病原体はどうなるのか。ウイルスは、固体上に不可逆的に吸着してしまい舞いあがることはない[3]。空気中での乾燥に強いウイルスでも、舞いあがらない（ウイルスより大きい細菌は舞いあがる。時間がたっても丈夫で感染力を保持しているのは結核菌である。この結核菌が増殖する場所は他の細菌と異なり、小さな埃として空気にのって肺胞にまで行き、そこにいるマクロファージ〔大食細胞〕という免疫系細胞のなかで殖える）。いっぽう、唾液・吐物・糞便が床に落ちた場合には、すべてのウイルスが固体に吸着するわけでなく、乾燥すると埃としてウイルスは舞いあがる。

飛沫の一部は、床に落ちるまでに空気中で乾燥して、小さな飛沫核（droplet nuclei）になる。これは五マイクロメートル（㎛）未満の「小さな埃」であり、落下しないで遠くまで舞い、人が吸入すれば気道の奥、肺胞まで達する。

埃 Dust：乾燥して遠くまで舞うもの 大きな埃：鼻・口内に付着 小さな埃（＜5㎛）：気管・気管支・肺胞に付着．飛沫が乾燥した飛沫核も含む 動物間の伝播に主要な役割
飛沫 Droplet：1m以内に落下 小水滴（＞10㎛）：目・鼻・口内に付着 人間での伝播に主要な役割

図表1－7　埃 vs 飛沫

しかし飛沫核のなかにウイルスがいても、そのウイルスが気管支や肺胞の細胞で増殖する性質をもっていなければ、感染は起こらない。たとえば、鼻風邪を起こすライノウイルスは鼻粘膜の細胞でのみ増殖するので、クシャミからできた飛沫核にふくまれるウイルスが肺に行っても感染は起こらないのである。

空気媒介のウイルス病としてよく知られているのは、水痘《すいとう》と麻疹《はしか》である。ウイルスを運ぶ埃の大きさは両者で異なると考えられる。

・**水痘**……水疱瘡《みずぼうそう》ともよばれる。皮膚にできた水疱のなかのウイルスは、水疱がつぶれて乾くと、埃として空気伝播する。病院内で水痘患者が発生すると、同室の入院患者だけでなく、離れた病室にまで感染が広がることが、院内感染対策上の問題となる。ウイルスは飛沫にも出るが、水痘患者では咳が出るわけでなく、その量は少ないだろう。量的には皮膚からのものが多いと考えられる。人が吸入した、ウイルスをふくむ大きな埃は、咽頭に付着し、そこで感染がはじまる。

・**麻疹**……飛沫でうつるだけでなく空気媒介も起こるウイルス病としてよく知られている。発疹《ほっしん》は出るが水疱はできない。水痘ウイルスとは異なって飛沫核（小さな埃）による伝播になる。麻疹患者の咳は強く、飛沫は遠くまでとぶので、そのあいだに生ずる飛沫核の量も多いだろう。麻疹が飛沫で伝播する場合には、ウイルスは喉の扁桃《へんとう》（腺《せん》）の免疫系細胞・リンパ球で増殖すると考えられる。[4] いっぽう飛沫核として気道の奥まで到達したウイルスは、肺胞中の免疫系細胞マクロファージに取りこまれて、その細胞内で増殖する。

ここでお断わりしておくが、ウイルスの空気媒介感染に関しては、書物によって記述が異なることがある。咳をしたときの飛沫・飛沫核の発生に関して、大きさと量、速度ととぶ距離、水分蒸発による大きさの変化など、計測にかかわる技術的な問題があり、まだ完全にはわかっていない。また、飛沫・飛沫核のなかのウイルス量についてもまだ測定されていない。

ところで、埃・飛沫媒介による感染を予防するためにマスクを使う場合、肺胞まで到達するような小さな埃は通常のマスクを通過してしまうことが問題になる。したがって結核や麻疹に対しては、N95マスクという特殊なマスクが必要になる。これは高価であるだけでなく、着用すると息が苦しくなるマスクなので、一般の人は使いにくいものである。

肺胞

肺胞（一四八ページ、**図表5―2**参照）は人体にとって必須の機能をもっているので、ここで説明しておく。この肺胞で感染・炎症が起こると、人体機能に大きな障害となる。

人が息を吸うと、空気は鼻・口から咽頭・喉頭をへて(二五ページ、図表1―5参照)、下気道の気管、気管支、細気管支から肺胞へと流れる。肺胞は、気道のいちばん奥についている、たくさんの小さな風船、とイメージできる。血液に酸素ガスを供給し、血液からは炭酸ガスを取りだす「ガス交換」をおこなう、生命の維持に必須の機能をする場所である。肺胞の内径は〇・二ミリ程度で、肺全体で約三、四億個あり、その表面積は成人で七〇平方メートルにもなるという。息を吸うと肺胞がふくれて、その表面積は二倍にもなる。

当然のことながら、吸う空気のなかには埃が混じっている。大きな埃は鼻腔《びくう》・咽頭の壁に衝突・付着する。鼻腔の線毛円柱上皮細胞の表面には、線毛という細い毛が奥へ向かって波打って動いており、粘液とともに埃を咽頭へ運ぶ。いっぽう小さな埃ほど気道の奥まで入る。気管・気管支に入ってその内壁に付着した埃は、内壁にある線毛の働きにより、ちょうどベルトコンベヤーのように咽頭へ向かって(下から上へ)運ばれ、咽頭から食道へ入るか、あるいは痰《たん》として口から排出される。さらに小さな埃は、肺胞にまで到達する。肺胞内のマクロファージはその埃を食べて消化する。ただし麻疹ウイルスと結核菌の場合は、消化されずに、逆にそのマクロファージのなかで増殖するという性質をもっている。

ところで、肺胞に来た埃が無機物であった場合には、消化されずにそこに蓄積することになる。そのなかでいちばん厄介なのは、珪酸塩《けいさんえん》からなる石綿（アスベスト）の針状微粒子だ。毒性があるので、それを取りこんだマクロファージは死ぬ。肺と肺膜に線維化が起こり、ガス交換機能が低下し、三〇～四〇年後に胸膜に悪性中皮腫《ちゅうひしゅ》が発生する。珪酸塩でなく遊離珪酸（二酸化珪素）の微粒子を取り込んだ場合は、珪肺《けいはい》という病気になる。

4　清潔な日本人

清潔な文化とは

日本人は清潔だ、とよくいわれる。「清潔」の定義を、日常生活のなかで病原体に感染しにくい状態が保たれていることとするならば、世界一清潔、といえるだろう。ほんとうにそうか、と思う人もいるだろうから、他の先進国と比較してみる。居住環境というハード面と、行動文化というソフト面とに分けて比較してみよう。

人から人へと伝播する病原体の運び屋別に伝播をおさえる手段を示す（**図表1―8**）。後述（第二章、五六ページ）のように水媒介の病気には飲み水の塩素消毒が有効である。空気

人－人の距離	運び屋	代表的な感染症または病原体	伝播の遮断
長（>1m）	蚊	デング熱、黄熱、ジカ熱	網戸、蚊帳、蚊忌避剤
	水	A型肝炎、コレラ	水道水の塩素消毒
	空気（塵埃）	ノロウイルス（吐物）、水痘（水疱内容）	健常者がマスク
	空気（飛沫核）	麻疹、結核	患者がマスク
短（≦1m）	**飛沫**	インフルエンザ等呼吸器疾患、細菌性髄膜炎	マスク
ゼロ	性交	エイズ、梅毒、淋病	コンドーム
手指		ノロ、アデノ、エンテロウイルス、腸管出血性大腸炎	手洗い、箸、お辞儀
血液		エイズ、B・C型肝炎	血液スクリーニング、ディスポ注射器使用

図表1－8　微生物病原体の人－人伝播とその遮断

（埃）媒介の場合には、個室居住が伝播を妨げる。これらの日本の状況は他の先進国と比較してほぼ同様なものだ。しかし手を介する病原体の伝播は、他国人にくらべて日本人のほうがおさえられているだろう。また、日本人はよく風呂に入る。どっぷり湯につかるほうが、シャワーで流すよりも手をきれいにするだろう。

食べ物を口に入れるのに箸を使うのは衛生的である。パンは素手でつかむので、手についた病原体がパンを介して口に入る可能性がある。日本ではご飯は箸で食べるが、手（右手）で食べる文化もある。米（稲）にはジャポニカとインディカとの二亜種[5]があるが、インディカ米ではパラパラして箸は使えない。いっぽうジャポニカ米のご飯には粘りがあり、二本の箸でとりあげるときちょうど口に入れるのによい大きさになっている。しかも家庭では銘々箸を使い、食堂では使い捨て割り箸を使うので、口から箸、そこから他の人の口への病原体伝播も起こりにくい。つまり、風呂に入り、箸でジャポニカ米のご飯を食べる日本人はじつに衛生的である。

性感染症に対しては、第六章で述べるように日本人のコンドーム使用率は世界一であり、セックスも世界一清潔だろう。

血液でうつる病気に対しては、日本でも他の先進国でも、一回かぎりの使い捨て注射器が使われている。しかし他国では麻薬中毒者の集団があり、彼らは注射器を使いまわすことでエイズウイルス（ＨＩＶ）感染率が高い。さらに、中毒者が麻薬代を得るための売春をすることで、その集団のＨＩＶは麻薬を使わない人へも広がる。近年日本でも薬物乱用者が増えているようだが、まだ注射器を使いまわす集団が存在しないことは、世界が驚くことだ（第六章、一八〇ページ）。日本での常識が、世界では非常識ということがたくさんある。

このようにすべての種類の伝播経路において、病原体がうつりにくい条件が生活のなかに組みこまれて存在している国は日本だけである。日本人は危険な伝染病を広げない行動をとってきたのだが、それをとくに意識しているわけではない。無意識のうちに危険な感染症から身がまもられている、という文化があるということはありがたいことだ。

だが、清潔な行動によってすべての病原体を絶やすことは不可能である。病原体を全滅させることはまた別の問題を引き起こす。ほどほどがよいのである。私が言いたいのは、日本人の清潔文化の利点と欠点とを意識にのせて比較しておく必要がある、ということである。その利点を意識しておかないと、それを安易に捨て去り、あとになって気づいても時すでに遅し、ということも起こるからだ。

日本語の発音

とっぴな話になるが、飛沫感染の起こりにくさに日本語の発音の特徴も関係しているという、次のような仮説を考えた。これはSARS流行時に、中国専門家の矢吹晋・横浜市立大学教授に中国の状況についてうかがったときの会話のなかで生まれたものである。

英語・中国語には有気音がある。有気音とは、p・t・k（中国語ではさらにq・ch・c）の破裂音のあとに母音が来ると、息がはげしく吐き出されることをいう。口の前にハンカチをたらしておくと、それがめくれ上がることでわかる。息を出すときウイルスをふくむ飛沫もとびだすだろう。

いっぽう日本語では、p・t・kは息を吐き出さない無気音として発音される。しかも日本語ではp音はあまり使われていない。ハ行音は、奈良時代p音だったのがのちf

音に変わり、いまはh音になっている。現在、パ行音は外来語か擬声語・擬態語に使われるだけである。

米国人旅行者が中国で土産物屋に入ったとき、店員は英語で話しかけ、日本人旅行者には日本語で話しかけるだろう。もし店員がSARSウイルスに感染していて、まだその初期で咳をすることなく仕事をしていたとすると、英語を喋ればウイルスを飛沫でとばすが、日本語では飛沫は少ないだろう。


この仮説は世界中で誰も考えていないだろうから、どこかに発表しようと英国の医学週刊誌『ランセット』の通信欄に投稿してみた。驚いたことに、わずか一週間後に校正用ゲラ刷りが届いた。いまは電子メールが使われ、さらに通信欄は編集者が掲載の可否を決めるので、返事が早かったのだ。ゲラ刷りはプリントアウトし、校正して署名したものをファクスで送り返すようになっている。

掲載されたのは二〇〇三年七月十二日号だったが、冬になってSARSが再来するかどうかが話題になったとき、この仮説が日本の週刊誌で話題にされた。また、英国の週刊紙『教育ガーディアン』（二〇〇四年一月二十日号）のコラムにも取りあげられた。その執筆者はノーベル賞のパロディー「イグ・ノーベル賞」の主宰者M・エイブラハムズ氏。イグ・ノーベル賞は「人びとを笑わせ、そして考えさせた」研究に授与されるとのことで、日本人では「犬語翻訳機バウリンガル」の発明者やカラオケの発明者がもらっている。エイブラハムズ氏は、世界中が日本語を使えばSARS問題はなくなると茶化した。この記事のあと、言葉好き、物好きの外国人がネット上で議論を交わしたが、それを読むのは愉快だった。

じつはいま私は、右記仮説はSARSには当てはまらない、と考えている。前述のように、病院外でのSARSの伝播は飛沫よりも手によるものが主だろう。しかし、SARS以外の感染症のいくつかには当てはまるかもしれない。たとえば、髄膜炎菌による髄膜炎はむかし日本でたくさんあったのだが、最近は非常に少なくなっている。この菌はヒトの口のなかに棲《す》んでいる。菌がいても咳は出ないので、伝播は、喋るときに出る飛沫、および口から手へ、手から口への経路で起こると考えられている。

欧米での報告によると、一般人の約五~二〇パーセントがこの菌を口のなかにもっていて、密集居住の軍隊内では四〇パーセントにもなる。いっぽう最近の日本人での調査によれば、一般人の菌保有率は〇・四パーセントとのこと。[6] むかしに比較して髄膜炎が減った理由は、日本人がより清潔になり、人同士の接触も減り、手による間接接触伝播の機会が少なくなったことかもしれない。欧米人と比較して髄膜炎菌保有率が低い理由としては、日本語では飛沫が出にくいので菌が広がりにくい、ということも考えられないだろうか。

コラム1　破裂音、有気音・無気音

有気音・無気音の話が出てきたので、発音について少々の追加をしておく。

肺からの呼気で喉の声帯を振動させ、その息の通り道が邪魔されないで出る音が母音《ぼいん》であり、口をあけたままで音は持続する。いっぽう、声帯の振動とは無関係に呼気が邪魔されて出る音が子音《しいん》である。子音のうち、息が狭いところを通るときに持続的に出る音、s、fなどを摩擦音という。

息の通過をもっとも邪魔する場合が、口を閉じたときである。このときの子音を閉鎖音といい、p、t、kなどがある。口を閉じたら音は出ないわけで、これらの子音が語尾にきたときには音はなくなる。たとえばsip／sit／sickなどは、耳で聞いたら同じ。ただし、口の閉じ方が違うので表情は違う。

いっぽうこの閉鎖音が母音の前にくる語、たとえばpop／top／copは音で区別できる。閉じていた口が母音とともに急に開くので、破裂音ともいう。このとき息をはげしく吐き出すのが有気音だ。日本語には有気音がなく、息を強く出さない無気音であって、話すときの表情にも変化が少ない（だから腹話術をしやすい）。日本人が外国人と英語で議論するときには、有気音の発音の練習をしておき、息を吹きかけるように、そして表情豊かに喋らなくてはならない。penを「ペン」と無気音で発音すると、benと聞き間違えられることがある。

注

1 Yu ITS et al.: Evidence of airborne transmission of the severe acute respiratory syndrome virus. *New England Journal of Medicine* 350:1731, 2004.

2 人と人とが向きあうとき、二人が既知の間柄であれば六〇から八〇センチの間をおく（渋谷昌三『人と人との快適距離――パーソナル・スペースとは何か』NHKブックス、一九九〇年）。

3 床に落下した分泌液・吐物が乾いたときウイルスは舞いあがるが、飛沫が落下した場合には、乾いてもウイルスは舞いあがらない。その理由を考えてみる。

ウイルスをふくむ液が、仮に（A）直径五ミリの水滴（よだれ）と（B）直径五マイクロメートルの小水滴（飛沫）として床に落ちたとする。液体中の蛋白質分子は床の固体表面に単分子の層として不可逆的に吸着し、水分が蒸発してもその吸着した蛋白質は舞いあがらない。もし液体中に固体表面を覆う以上の蛋白質がある場合には、吸着しないで残った蛋白質は乾燥後に舞いあがる。小水滴（飛沫）では単位液体量あたりの表面積が大きく（ＢはＡの一〇〇〇倍）、飛沫中の蛋白質（ウイルスをふくむ）はすべて吸着し、ウイルスは舞いあがらないと考えられる。

ウイルスより粒子が大きくなると、粒子は機械的な力で固体からはがれてしまう。結核菌はウイルス粒子に比較してはるかに大きく、飛沫中の菌が落下しても固体には不可逆的な吸着はしないと考えられる。

ウイルス粒子が固体に不可逆的に吸着する現象は、酵素免疫吸着法（ＥＬＩＳＡ）というウイルス抗体測定法で、ウイルス抗原をプラスチック表面に固定するときに使われている。

4　永井美之『センダイウイルス物語』岩波書店、二〇〇六年、一二六ページ。

5　澱粉はアミロースとアミロペクチンからなる。アミロースはブドウ糖が直線的につながったもので、アミロペクチンは枝分かれした構造になっている。粳《うるち》米の澱粉には両者が混じっているが、糯《もち》米は一〇〇パーセント、アミロペクチンである。アミロースは結晶構造をとりやすく、それをふくむ粳米はやや透明であり、かたい。いっぽう糯米は白濁していて、もろい。

ジャポニカ米のアミロース含量は一五～二〇パーセントで、インディカ米は二〇パーセント以上であり、アミロースが少なくなる（アミロペクチンが多くなる）ほど、粘るようになる。アミロースをふくまない糯米がいちばん粘るが、これを炊く（煮る）と粘りすぎて箸ではとれない。しかし、水分を少なくして蒸《ふ》かしたお強《こわ》は、箸でとれる。

6　田中博ほか「わが国の健康者における髄膜炎菌の保菌状況」感染症学雑誌七九巻、二〇〇五年、五二七ページ。

第二章　清潔化の歴史

1　産業革命と水洗トイレ

産業革命

人間は昔から病気をなくす努力をしてきた。感染症についても、目に見えない病原微生物の実体を知らなかった時代から、経験的に病原体を避ける行動をとってきた。つまり生活環境を清潔にし、清潔な行動をするようにしてきたのである。

人間は、人類発生のときから新しいものに対する憧《あこが》れと好奇心をもっている。これは人間の本質ともいえるものだ。新しい技術を開発し、新しい生活環境をつくり、そのなかで行動様式も変える。するといままでになかった新しい病気が生まれる……。感染症についてみると、まったく新しい伝播経路が生まれることがある。

産業革命がはじまった都市で顕著にあらわれた伝染病は、水を介するものであった。産業革命が進行する十九世紀のロンドンで、コレラが発生した。これは、はげしい下痢を起こし、患者の半数が死亡するという恐ろしい病気であった。細菌学が誕生する前の時期にあたり、その原因病原体はわからなかった。

周知のとおり、英国は十七世紀以降、世界の覇権をにぎり、たくさんの植民地を建設して、「大英帝国」とよばれていた。大砲を積んだ帆船が活躍したが、そのかげで、造船のための木材、製鉄のための木炭が大量に必要であり、森林が消え、家庭用の薪炭も不足するようになった。その後遺症として、現在、英国の森林面積は国土の一三パーセントしかない状態である（日本は六八パーセント）。

当時、この状況をなんとか打開しようと、石炭の利用がはじまった。十六世紀英国の石炭生産量は年二〇トンであったのが、一七〇〇年ごろには三〇〇トンとなった。十七世紀後半になると英国の石炭生産量は、全世界のほぼ八五パーセントを占めた。

この石炭からつくられたコークスを、木炭のかわりに製鉄に使う試みがあったが、コークスの問題点は燃えにくいという点だった。これを解決したのは、一七四二年、高炉への送風にニューコメンの蒸気機関を使ったことである。一七八〇年には、四三基のコークス高炉が稼動するようになっていた(1)。

石炭の使用量が増加すると、また問題が出てきた。英国の石炭埋蔵量は多かったのだが、石炭を地下深く掘っていくと、水が湧《わ》いてきて、それ以上掘れないのだ。この問題に対しては、蒸気機関でポンプを動かして炭坑の排水が可能になり、石炭生産量を増やすことができた。こんどはその石炭を使ってさらに多数のポンプを動かせるので、石炭生産はさらに増加した。一七八一年、効率のよいワットの蒸気機関でピストンの往復運動を車輪の回転運動に変える改良があり、ここで一気に産業革命に突入する。

大量生産された鉄で蒸気機関がつくられ、鉄道が敷設され、石炭は生産地から消費地へ運ばれた。紡織工場では、蒸気機関が紡績機・力織機《りきしょつき》を動かし、植民地で栽培・収穫された綿花から大量の綿布が生産された。工場制手工業《マニュファクチャー》から機械制工業へ移行したのだ。鉄でつくられた汽船が輸出入品を運んだ。一八二四年には、英国でポルトランドセメントが発明され、鉄筋コンクリートを使う大きな建造物が生まれた。このセメントの名前は、それを固めたものがポートランド島産の石に似ることからきている。蒸気機関の発明、材料としての鉄およびエネルギーとしての石炭が大量に供給されて、工業化社会が出現したのだった。

ロンドンの上下水道

英国ロンドンの人口は一八〇一年、八〇万であったのが、一八五一年には二七〇万、一九〇一年には六六〇万と急激に増えた。その住民に、当然、飲料水が必要になる。

古代ローマが、古代ギリシャの都市国家《ポリス》よりも大きくなったのは、大人口に飲料水を供給した水道のおかげだった。水道は、遠くの山から開渠《かいきょ》で導くものであり、途中には巨大な石づくりの水道橋を建設し、遠まわりして徐々に高度を下げた。屋内では鉛管を使って配管した（plumb＝鉛→plumbing配管）。

いっぽう平野にあるロンドンでは山からの水を引くことはできず、テムズ川の水を蒸気機関で汲《く》みあげて供給した。鋳鉄《ちゅうてつ》が大量生産されてはじめて、水圧に耐えられる鉄管を使う水道がつくられたのだ。民間の水道会社が生まれ、各社が競争して水道管を敷設し、同じ街路に二社の水道管が別々に通る地区もあった。しかし水道が普及したといっても、その水が汚いことから井戸水を好む人もいて、井戸も残っていた。

では、排泄《はいせつ》物の処理はどうなっていたのか。市中心部では、十八世紀に建てられた金持ちの家が存在したが、十九世紀になって彼らが市北部にうつるやいなや、そこに貧しい労働者が住みついた。三、四階建ての家は部屋別に賃貸され、一軒に一〇家族以上、一部屋に四、五人も住んでいるのが普通のことだった。便所は一階にひとつしかないので、二階以上の住人は陶器のオマルを使い、一日に一回その内容を一階に捨てにいった。便所はあふれた。屋根裏部屋の住人は汚物を屋根に流し、それは雨どいをつたって裏庭へ、または道路に面した小路へと流れたという(2)。

そんな十九世紀のロンドンをコレラが四回襲った。一八三一〜三二年、四八〜四九年、五三〜五四年、六六年である。当時、コレラは腐敗物から出る有毒な気体(ミアズマ、瘴気《しょうき》)によって起こるという考えが一般的であった。衛生行政の担当者チャドウィックたちはミアズマ説の信奉者であり、臭気と瘴気を除くために下水道をどんどん建設していた。下水道ができると、水洗トイレも普及しはじめた。十九世紀後半には、トマス・クラッパーというロンドンの衛生技師が改良した水洗トイレ(3)が広く使われるようになった。

コレラは恐ろしい病気だった。コレラ菌が口から腸へ入り、そこで殖えるとはげしい下痢を起こす。米のとぎ汁様の下痢で、その量は一日数十リットルにもなり、体から大量の水分が失われ、患者の半数は脱水症状で死亡した。当時は病気の原因はわからず、病気がどのように広がるかも不明だった。

しかし、病原体の実体は不明であっても、それがどのように広がるかを徹底的に推理した医師がロンドンにいた。近代疫学(4)の創始者、ジョン・スノウ(一八一三〜五八)である。以下、下水道がコレラを広げたというスノウの調査研究について述べよう。

スノウのコレラ理論

目に見えない微生物が病気を起こすという考え方はすでにあった。十六世紀のイタリア人医師で詩人のフラカストーロは、当時、突然広がった梅毒は、人体内で増殖する微生物が性交で人から人へとうつって起こると考えた。その病原微生物を見た人はいないにしても、それはかならず存在するものとして、コンタギウム（接触病原体：contagium）という名前がつけられ、このような病気はコンタギオン（接触伝染病：contagion）とよばれた。性交は人と人との直接接触だが、患者の寝具・衣服にさわって（間接接触）うつる病気や、さらには飛沫の吸入でうつるインフルエンザも接触伝染病に分類された。これらの病気は、患者に直接・間接に接した人、または患者の近くにいた人だけに広がるものであり、人から人の伝播は比較的わかりやすい。しかしコレラは、離れた場所にいる多数の人にも同時に集団発生することが多く、接触伝染病の概念には当てはまらなかったのだ。

ミアズマ説とコンタギオン説の折衷案もあった。腐敗物から発生するガスによるだけでなく、コレラにかかった患者から発散される悪性のガスによっても起こる（人から人へと伝染）というものである。いずれにしても、コレラはガスの吸入によって引き起こされる病気である、というものだった。

スノウは、エーテル、クロロホルムによる麻酔の研究をおこなっていた。彼は、一八五三年にビクトリア女王の第八子レオポルド王子の出産にクロロホルムを使ったことで有名である。一八四八年にロンドンで二回目のコレラ流行が起こったとき、ガスにくわしい彼には、コレラがミアズマという気体で起こるという説はまったく納得できないものだった。気体ならば肺に病変を起こすはずである。コレラの流行はインドにはじまって、大陸をつたわって英国にも来たものである。ロンドンの汚いところにはいつも臭気があるのだが、コレラはいつも流行しているわけではない。スノウは考えた。コンタギウムと同様に体内で増殖する粒子がなければならない。しかし、それは接触や吸入で広がるようではない。ではどうやって広がるのか?

スノウの脳にヒラメキがあった。コレラ病原体は糞便から口への経路でつたわるのではないか! コレラでの病変は肺ではなく腸にある。肺への吸入(inhalation)ではなく、口からの摂取(ingestion)によって病原体は腸に入り、そこで増殖し、大量の病原体が糞便に排出される。そう考えると、多くの現象をうまく説明できる――コレラ患者のケアをする家族にコレラが発生すること。手洗いがなく、薄暗い炭坑のなかで弁当を食べながら長時間働く人たちのあいだでコレラが広がること。病原体に汚染された井戸水を使う人たちのあいだで起こる、比較的狭い地域でのコレラの集団発生。さらには、病原体が下水で遠くまで運ばれ、その下水が混じった水道水を飲んだ多数の人が広域に同時に発症すること。――以上のことはいまでは常識だが、当時は誰も思いつかなかったことだ。とくにスノウが独創的であったことは、水が病原体を運ぶ「水媒介伝染病」という考えだった。そして彼は、接触・吸入・摂取などのすべての経路で人から人へと病気がうつることを、病気の伝達・伝染(communication)とよんだ。そのような病気は、のちに伝染病(communicable disease)とよばれるようになった。

疫学調査

スノウは、コレラによる死者数が時間・場所でどのように分布しているかを調べた。一八三二年のロンドンの人口は一四〇万人で、四七〇〇人がコレラで死んだ。人口一万人あたり三四人の死者だ。一七年後の一八四九年、ロンドンの人口は二三〇万人で一万四〇〇〇人がコレラで死に、人口一万人あたり死者数は六一人と二倍になった。これは下水道が普及し、病原体がより広がるようになったため、と考えた。

多くの病原微生物は、人体外では増殖しない。しかも、人体の外にとどまる時間が長いほど、病原体は壊れやすい。汚物溜《だ》めに長時間とどまって、しかもそこで悪臭を放つ腐敗菌が殖えるほうが、病原菌は壊れる。しかし、水洗トイレから汚物を直接下水道に流し、その下水道を川に直結させ、そしてその川の水を水道水に使えば、コレラは流行するのだ。このコレラ菌を拡大再生産する場所が、十九世紀のロンドンだったのだ。

コレラ病原体の実体が不明のとき、スノウの理論の正しさを疫学的に証明する機会が訪れた。一八五三〜五四年の三回目のコレラ流行時である。下水で汚染された水（テムズ川下流から取水するA社の水）を飲んでいる人々（A群）と、そうでない水（上流から取水するB社の水）を飲んでいる人々（B群）のあいだでコレラ死亡率を比較したのだ。この比較においては、A・B群のあいだで飲み水だけが異なり、他の条件（生活環境、生活状態や収入などの平均値）は同じであることが理想的である。そのような地域を選んで比較した。死亡率の計算のためには、その地域でのA・B群それぞれの人口と、それぞれのコレラ死者数が必要である。それぞれの人口はわからなかったのだが、家屋の数は行政のデータでわかった（それぞれ四万軒と二万六〇〇〇軒）。しかし、地域のコレラ全死者数はW・ファーがひきいる戸籍本署統計部門（一八三七年に発足）が発行している「ロンドン出生・死亡週報」のデータでわかるのだが、死者がA・B社どちらの水を飲んだのかはわからない。

スノウはコレラ死者の出た家一軒一軒を訪ねて、その家の水がどちらの水道会社から来ているかを調べることにした。これはたいへん労力が要る仕事だった。しかしその結果は、五年前から主張しつづけている彼の理論の決定的な証拠になった。実際にそれをはじめてみると、いろいろな問題があった。住民は水道会社の名前は覚えていない。領収書を探してもらって、やっとわかる。週ぎめで家賃を払っている労働者は、水道会社の名前など知らない。遠くに住んでいる家主が水道料金を払っているからだ。しかしスノウはその問題を解決した。テムズ川下流から取水するA社の水は海水をふくんでいて塩素イオン（Cl^-）が存在するので、その水に硝酸銀の液をたらすと塩化銀（AgCl）の沈殿が生じる。こうしてA・B社の水を簡単に区別する方法を見つけ、それを使ったのであった。

途中からはファーの協力を得て、調査を完成させる。A群のコレラ死亡率とB群の死亡率の比は五・八対一であることがわかった。テムズ川下流の水のほうがコレラの原因となることを確率論的に証明したのだ。スノウが使った疫学調査法は、現在「コホート研究[5]」とよばれている。「コホート」とは「ひとつの性質（ここではA社またはB社の水を使うこと）を共有する人々の集団」のことを指す。この方法は、喫煙者群と非喫煙者群とで癌発生に差があるのを調べることなどに広く使われて、疫学調査の基本的なものとなっている。

当時まだ細菌学はなかったことは前述したが、腐敗菌が無から生ずるものでないことを証明（自然発生の否定）するのは、一八六二年のフランス人パスツールで、コレラ菌を見つけたのは、一八八三年のドイツ人コッホである。しかしスノウは細菌のことを知らなくても、徹底的に論理的に考えることによって、コレラが微生物によって起こる病気であり、それがどのように伝播するか、を正しく推論したのだ。

彼は、自分の結論から導かれる、公衆衛生に有用なたくさんの提言をしている。手洗い、飲料水の煮沸をすすめた。炭坑は巨大な「便所」であるとし、労働者が坑内で排便、食事をしないような労働時間のシフト制を提言した。水洗トイレに使う水は、飲料水（上水道）より質の悪いものでもかまわないという「中水道」の考えももっていた。

一八五二年「首都水道法」が制定され、上水道取水口はテムズ川上流にすること、水道原水を砂濾過《ろか》することがさだめられた。一八六五～七五年には、下水道の放流口は下流にうつされた。こうして、その後コレラの大流行はなくなったのである。

俊才スノウは一八五八年、四五歳という若さで亡くなる。右脳で起こった脳卒中だった。

江戸の汲みとり便所

ロンドンにかぎらず、古代の都市では排泄物の処理は悩みのタネだった。いちばん単純な処理法は、水で流すことである。七、八世紀の日本の古代都市、藤原京や平城京では厠《かわや》（川屋）が使われ、排泄物は道路の側溝に流された。飲み水には井戸を使ったので、側溝から土にしみこんだ赤痢菌などが飲み水に混じり、下痢を広げた。臭い、非衛生的な都市だった。

いっぽう人口一〇〇万といわれた江戸では、多摩川上流の羽村《はむら》から延長四三キロメートルの玉川上水をつくり、その水を飲料水に使った。屎尿《しにょう》はといえば、汲みとり便所から肥桶《こえおけ》と肥船とで郊外へ運ばれ、畑に肥料としてまかれた。屎尿中の有機物は土中の生物（菌類など）によって無機物にまで分解され、無機窒素および燐酸塩《りんさんえん》・カリウムなどのミネラルは作物にリサイクルされたのだった。肥桶と肥船は杉でつくられた。遠山富太郎『杉のきた道』（中公新書、一九七六年）は、杉の木が大量に供給できた日本においてのみ、このエコロジカルな物質循環システムが可能であったという。西洋では、屎尿を運ぶ容器に使える木がなく、たれ流しはやむを得なかっただろう。

産業革命時のロンドンでは、下水は臭気が出ないように暗渠《あんきょ》に流した。下水道は、すでに古代ローマでつくられており、地下に石をアーチ状に積んだトンネルで、Cloaca《クロアーカ》 Maxima《マクシマ》（大清掃道：cloaca＝cleaner、maxima＝大）とよばれていた。いっぽう日本では建造物に石は使われず、アーチの技術は生まれず、下水道をつくることは不可能だった。逆に、江戸では汲みとり便所であったために、江戸湾は屎尿で汚れずに、江戸前の魚介類が生で食べられた。こうして「江戸前鮨《ずし》」が生まれたのだった。

コラム2　エコロジーから見た下水道

衛生面から見ると、上下水道の普及は腸管系伝染病の制圧に大きく貢献してきた。しかしここでは、まったく別の視点から考えてみよう。

屎尿中の成分で下水処理場の活性汚泥によって分解されなかったものは、川へ流される。妊娠中の女性の尿に大量に排泄されるエストロゲンは分解されずに川へ流れるので、環境ホルモンとしてコイなどの川魚のメス化を起こすことがわかってきた。また、人が使った医薬品が排泄されて、下水処理場をとおってさらに河川へ流れることも起こっている。

では、下水処理場で有機物および化学合成物質を完全に分解することができたら問題はなくなるかというと、そうではないのだ。処理水には、無機窒素とミネラル（燐酸・

カリウムイオン）がふくまれているが、これは植物の肥料である。植物から見て富栄養化が起こる。その水が川に流れて下流で水がよどむ場所、すなわち湖沼で植物プランクトンのアオコが発生する。これは霞ヶ浦《かすみがうら》で問題になっていることだ。川が海に流れこむ湾では、赤潮が発生する。

むかし沼や湖では岸辺の葦《あし》が水中の窒素・ミネラルを吸収し、それを毎年刈りとることが水をきれいにしていた。肥料を使わなかった時代の水田も、稲を毎年収穫することで水の浄化に貢献していた。しかし今は、葦簀《よしず》の需要がなくなった。刈られなくなった葦が水中で腐れば、吸収された窒素・ミネラルは水にもどってしまい、浄化作用はなくなる。水辺がコンクリートで固められると、葦も生えなくなる。また、湾に干潟《ひがた》があれば、川から来た窒素・ミネラルは植物プランクトンを育て、それを食べる貝、小魚が育つ。そして、それを食べる鳥、魚介類を食べる人間がいて、湾の水がきれいになる。しかし湾を埋め立てれば、浅瀬の浄化作用は消える。

エコロジーから見たら汲みとり便所がよいのだが、それを復活させるわけにもいかないだろう。高層住宅では汲みとり便所は不可能だ。下水処理場の水を土に吸収させれば、処理場で分解できなかった有機物は土中の菌類によって無機物に分解され、土を通った水はきれいになる。かつ、その土で植物が育つ。しかし、そのような広大な土地は都市の近くにはない。

結局日本人の排泄した窒素・ミネラルは海へ行く。せめて、湾の干潟を広げて鳥をよびこみ、カキやノリを養殖して食べることで、物質の循環と海水の浄化にささやかに協力することだろうか。

2　塩素消毒という大発明

塩素の作用

スノウの提言にしたがって、都市の飲料水を川の上流でとり、下水を下流に流せば、コレラ、赤痢、腸チフスなどの病原体から逃れることは可能だ。しかし、上流に別の都市があれば、その都市の下水が下流の都市の飲料水に混じることになり、広域的に見れば病原体は循環し、その増幅が起こってしまう。工業国において都市がどんどん増えてくると、その対策が必要になってきた。この問題を解決したのが、二十世紀初頭にはじまった、飲み水の塩素消毒だった。以下、その塩素処理の原理を述べよう。

塩素ガス（Cl_2）を最初に単離したのはスウェーデンの化学者シェーレで、一七七四年のことだった。彼は、それを溶けこませた水が酸化・漂白作用をもつことも発見した（塩素 Cl_2 と塩素イオン Cl^- とでは作用が異なることに注意）。塩素ガスはあつかいにくいのだが、一七九九年、英国のテナントは塩素ガスを消石灰に吸収させたさらし粉《こ》を発明した。これは木綿の漂白に大量に使われた。医療目的としては、一八二五年、パリのラバラックは傷の消毒に、一八四七年ウィーンのゼンメルワイスは産褥熱《さんじょくねつ》を防ぐための手洗いにさらし粉を使った。当時、細菌学は誕生しておらず、塩素を脱臭剤として使った、ともいわれる。塩素水に殺菌作用があることを確認したのは、一八八一年ベルリンの細菌学者コッホだった。

さらし粉は、クロールカルキ、またはカルキともよばれる。カルキは石灰を指し、オランダ語 kalk から来ており、江戸時代「加爾基」と書かれたように、日本でも長い歴史をもっている。塩素を苛性《かせい》ソーダ液に吸収させたものが次亜塩素酸ソーダ液である。家庭用の漂白・消毒剤（ブリーチ）に使われている。粉と液体と、それぞれの特長を活かして使われている。塩素ガスに圧をかけて液体にした液体塩素は、水道水の消毒に使う。

塩素が飲料水の消毒に使われたのは一八九〇年代末の英国だが、大規模に上水道の消毒に使ったのは一九〇八年の米国のシカゴ市である。一九一二年にはニューヨーク市がはじめた。

日本では、一九二一年の東京市が最初だ。竹村公太郎『日本文明の謎を解く』（清流出版、二〇〇三年）によれば、塩素消毒を推進したのは東京市長の後藤新平《ごとうしんぺい》である。後藤は細菌学者でもあり、コッホのところへ自費留学している。日本の乳児死亡率は明治末期から上昇傾向にあり、これは水道の普及で消化器伝染病も広がったためと考えられる。その死亡率が一九二〇年代から減少に転じるが、竹村氏は、後藤新平の細菌学の知識が乳児死亡を減らしたと考えている。

日本中に塩素消毒が普及するのは、第二次大戦後のことで、米進駐軍の指示による。この塩素消毒の普及によって、大規模な公共水道では水媒介伝染病は起こらなくなった。一〇一人以上へ供給する規模の水道では、一九六七年以降、赤痢の発生はない。現在、コレラ、腸チフスはそれぞれ年間数十例、赤痢数百例が発生している。このうち、コレラ、腸チフスは、外国旅行で感染するか、または国内では輸入魚介類の摂食で起こっている。赤痢は右記原因のほか、外国帰りの患者から国内でさらに人から人へと手を介して感染する例も起こっている。

安全な塩素濃度

次に、塩素消毒のポイントについて述べる。消毒に使う塩素濃度は、人体に害がないように低くしなければならない。しかし、その低濃度塩素が消毒効果をもつためには、水道原水に有機物が多量にふくまれていないことが必須である。もし有機物があると、それが微量の塩素を消費してしまい、消毒効果がなくなるからだ。水道水中の残留塩素量は〇・一ppm以上とさだめられているが、この程度の濃度では人体に毒はない。飲んだとき、口内にある有機物が塩素の酸化作用を失くしてしまうからである。

水中の有機物の量は、生物化学的酸素要求量（BOD：Biochemical Oxygen Demand）であらわされる。雨水は蒸留水なので無機物・有機物をふくまず、BODはゼロだ。山間部を流れる上流の川の水ではBODが〇・五ppm程度である。こういう水が水道原水として理想的だ。

東京都民の水源のひとつとして、群馬県に矢木沢《やぎさわ》ダムがある。そこから東京まで水を引く専用の水路があるわけではなく、利根川を利用している。ダムで放流した分量の水を下流につくられた利根大堰《おおぜき》（埼玉県）で取水する。つまり、その水はダムの水より汚れているのだ。ちなみに、日本でいちばん汚染されている川は、神奈川県の鶴見川、大阪府の大和川などだが、そのBODはかつては五ppm以上あり、魚は棲めなかった。

下水処理場からの排水のBODは一〇ppm程度あり、水道原水には使えない。下流の都市の住民は上流の都市の下水処理水をふくむ水を飲料水にしなくてはならないが、川の水で薄められてBOD三ppm以下になれば、水道原水として使える。しかし、原水のBODが高いと、大量の塩素を投入しなくてはならず、まずい水となる。

飲料水を塩素消毒しなかったために大惨事が起こった事例として、一九九一年ペルーで起こったコレラをあげることができる。南米全体に広がり、九六年までに一三〇万人が感染したといわれる。むかしなら数十万人が死亡しただろうが、実際の死亡者は一万人余だった。十八世紀と違って現代は、脱水症状を起こさないための経口塩類溶液が開発されており、また抗生物質もあり、死亡率は低くなっている。しかし、一〇〇万人以上の感染者とはたいへんな数である。

南米の都市では飲料水が塩素消毒されていなかったため、そこへコレラ菌が侵入して、その増幅が起こったのだった。そこでは二十世紀末に、ちょうど十九世紀のロンドンのような状況があったのである。

A型肝炎の消滅

ここで、A型肝炎ウイルスと塩素消毒との関係について触れておく。このウイルスはヒトの肝臓で増殖し、糞便に排出され、水をウイルスで汚染させる。この水を飲むと別の人に感染が起こる。このウイルスとノロウイルス（第三章、七四ページ）は、水中で安定なウイルスで、下水処理場では壊れずに、排水に出て、川から海へ流れていき、海でカキの腸に濃縮される。この点が、コレラ菌、赤痢菌などの壊れやすい病原細菌と異なっている。しかし、水道原水がA型肝炎ウイルスで汚染されていても、ウイルスは塩素消毒で壊される。

A型肝炎ウイルスの感染についてあらためて説明しておくと、乳幼児は、このウイルスに感染しても病気は起こらず、ウイルスが体内から消えたあと、一生つづく免疫をもつ。ところが、成人が感染すると急性肝炎が起こる。黄疸《おうだん》が出て体がだるくなる状態がしばらくつづくが、通常は回復して、あとはこのウイルスに対し免疫になる。これは、汚染された血液の注射で感染して慢性肝炎になるC型肝炎ウイルスと異なるところである。

A型肝炎ウイルスの伝播経路を、ノロウイルスと比較して示す（**図表2－1a**）。このウイルスの自然界での循環は、口→肝（増殖）→糞便→水→口である。他に、糞便→水→カキ濃縮の経路がある。塩素消毒は水から口への部分を遮断する。そこで国内で塩素消毒が普及すると、感染する人が減っていき、ウイルスの増幅が減り、最終的にウイルスはいなくなる。

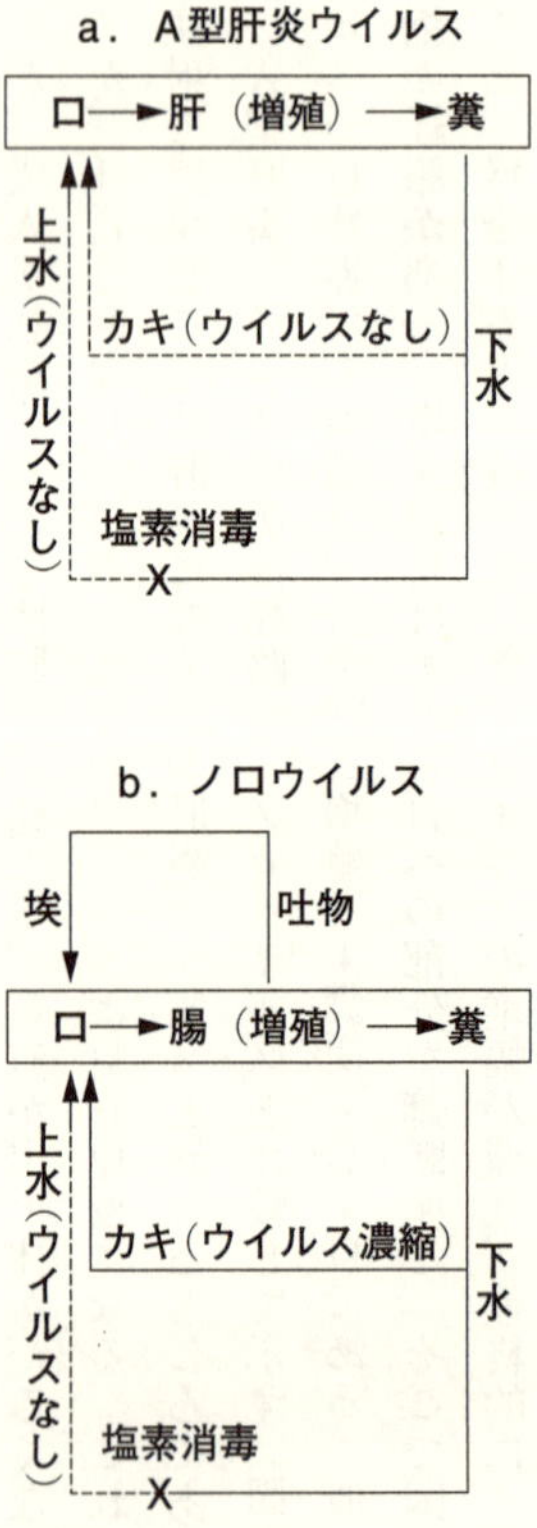

図表2－1　A型肝炎ウイルスとノロウイルスの生活環

そして、カキにもウイルスは濃縮されなくなる。下水処理場の排水（便から水へ）を消毒してもウイルスの循環を断てるように見えるが、じつはそれはできない。なぜかというと、処理場排水は有機物を多くふくむので塩素消毒は有効ではないのだ。

一般日本人の血清中の抗体を調べると、二〇〇六年現在、五〇歳以下の人は免疫をもっていないことがわかる（第四章、一三〇ページ参照）。つまり、いまから約五〇年前に塩素消毒が普及し、日本からこのウイルスが消えたことがわかる。いっぽう飲料水の塩素消毒がおこなわれていない途上国では、飲み水にウイルスが入っている可能性があるだけでなく、カキにはウイルスが濃縮されていることにご注意。

3　埃が運んだ病原体

都市での天然痘

人口が密集した古代都市で発生した急性ウイルス性伝染病の代表的なものは、天然痘と麻疹であった。これら病原ウイルスの共通点は、乾燥に強いことである。いっぽう結核は、産業革命時代に蔓延《まんえん》した慢性細菌性伝染病である。結核菌はとくに乾燥に強い。これらの病原体をふくむ埃は空気で運ばれる。

京都の祇園《ぎおん》祭は、千年以上の歴史をもつ、疫病退散を願う祭りである。疫病の神、牛頭天《ごずてん》王《のう》を祀《まつ》る。人々は天然痘から逃れるために、家の入口に牛頭天王の絵（**図表2－2**）を貼った。病原体の知識がなかった当時、それをするしかなかったのだ。

天然痘の特徴は、全身の皮膚に水疱ができることである。口内の粘膜にもできる。ウイルスは大量に水疱内にあり、それがつぶれて体外へ出る。口から出る飛沫でもうつるが、体表から出るウイルスも量が多い。ウイルスは、皮膚からはがれおち、乾燥した痂皮《かひ》（かさぶ

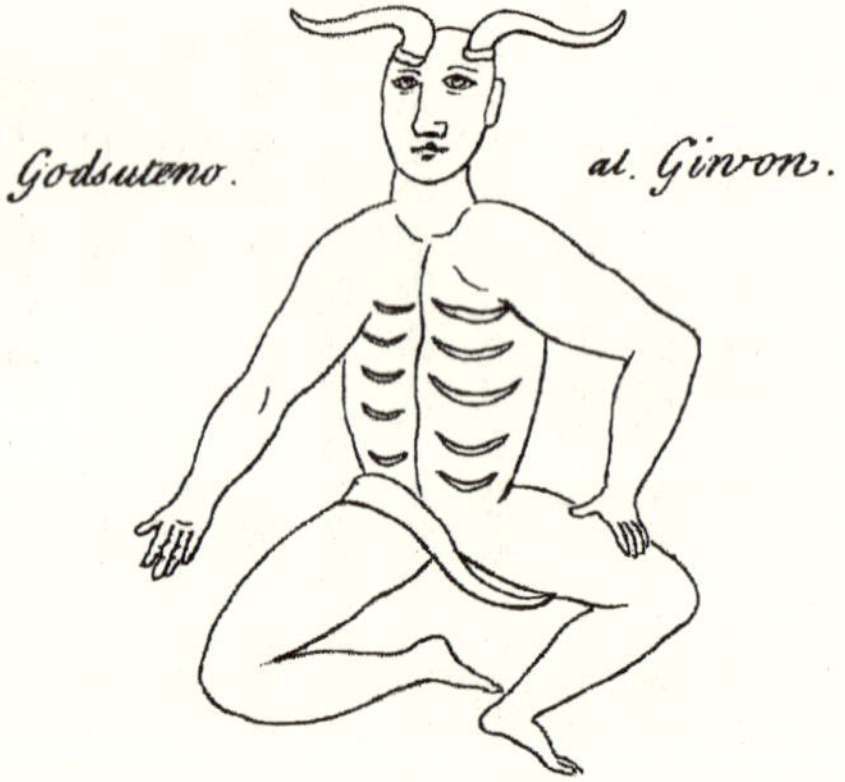

図表2－2　ケンペル『日本誌』（1727年，ロンドン）に描かれた牛頭天王．インドの祇園精舎の疫神といわれる．

た）の破片のなかで長期間壊れないで埃として存在する。埃が舞いあがって、それを吸った人の咽頭に付着して感染が起こる。この埃が存在した昔の都市で、天然痘は常に人々を苦しめたのであった。

WHOは一九八〇年、天然痘が地球上から根絶されたことを宣言した。根絶には種痘（生ワクチン）が大きく貢献したのであるが、このウイルスが乾燥にも高温にも強いために、冷蔵庫がない熱帯でもワクチンの効力は保たれたのであった。

工場労働者の結核

結核は肺の細菌感染症で、咳が長期間つづき、ゆっくりと体力が消耗していく慢性疾患である。原因となる結核菌は、一八八二年コッホが発見した。患者の痰、咳で生ずる飛沫のなかに菌が入っている。結核菌は細長い形をした、長径が約二マイクロメートルの菌である。他の細菌と比較してとくに異なるのは、①細胞膜に特殊な脂質があってきわめて丈夫であり、②体内に入って最初に増殖する場所は肺胞である、という点にある。

結核菌をふくむ痰・飛沫は患者のまわりの寝具や床の上に落ちる。結核菌は丈夫なので、痰・飛沫が乾いても菌は死なないで、寝具をたたけば、菌をふくむさまざまなサイズの埃が舞いあがるだろう。小さな埃としての結核菌は、屋内で患者から離れたところにいる他の人の肺胞に吸入され、そこで菌が増殖し、感染が広がる。なお、結核菌は他の微生物と同様に日光の紫外線には弱く、感染が広がる場所は屋内である。

結核が広がる条件は、大部屋に多数の人が出入りして居住することだ。さらに、栄養状態が悪くて免疫機能が低下している人において、結核菌は大量に増殖する。それゆえ、人口稠密《ちゅうみつ》で、人口流動がはげしく、しかも狭い大部屋に多数の貧しい労働者が居住していた、工業国の都市で結核が蔓延したのだった。

ロンドン市の人口あたりの結核死亡の統計をみると、産業革命直後の一八〇〇年ごろが最高となっている。前述のようにロンドン市の人口密度は十九世紀のあいだ増加するのだが、結核死亡率は低下している。その理由としては、居住環境が改善され、かつ住民の栄養がよくなったことが考えられる。[6]

日本は、明治維新後、列強に追いつくために「殖産興業」を進めた。てっとり早いのは繊維工業だった。綿糸・綿布をつくる紡織業、生糸《きいと》をつくる製糸業の労働集約的な産業だ。全国から若い女性を工場に集め、寄宿舎に住まわせた。綿紡績工場では昼夜二交代で、一日一二時間もの労働時間であった。このような生活条件で、結核が蔓延するのは当然のことだった。綿工業女工の生活状況は、細井和喜蔵《ほそいわきぞう》『女工哀史』(一九二五年)に書かれている。ある工場の寄宿舎では、二六畳部屋に三三人がつめこまれ、しかも一枚の布団を二人が昼夜交互に使うという例もあった。

日本全体での結核死亡率を見ると、一九〇〇〜三〇年のあいだは男性より女性のほうが高い。年齢別に見ると、死亡率のピークは二〇代にあり、一〇代から三〇代で男性より女性の死亡率が高く、若い女工が結核で多数死んだことを示している。工場で感染した女工が田舎に帰って、そこで家族に結核を広げた。

製糸業と綿工業の従業者数を比較すると、後者のほうが多かったのだが、外貨をかせいだのは前者だった。生産された生糸の大半は輸出用で、はじめは西欧、のち米国むけが主となる。日本は一九〇九年には中国をぬいて、世界一の生糸輸出国になる。一九三〇年ごろまで、生糸は日本の輸出総額の三〇～五〇パーセントを占めており、この外貨で、日本は日清・日露戦争をたたかったのだった。つまり、製糸業は「富国強兵」にもおおいに貢献していたのだ。

製糸業で働いた女性は、「女工」でなく「工女」とよばれた。彼女らの生活は、山本茂実《しげみ》『あゝ野麦峠　ある製糸工女哀史』（朝日新聞社、一九六八年）に書かれている。製糸業では一日二交代制をとらなかったのだが、一日の労働時間が一五時間以上のこともあった。

日本人の結核死亡率は、人口動態統計がはじまった一八九九年の人口一〇万人に対して一五〇人が亡くなっていた時代から、一九一八年（第五章で述べるスペイン風邪の流行した年）には二六〇人まで増加した。これは産業の発展にともなう、居住条件の悪化、大部屋居住の増加などによるのだろう。その後の死亡率は二〇〇（一〇万人あたり）程度だったが、戦後それは急激に低下し、一九五五年には約五〇となる。この低下現象は抗生物質ストレプトマイシンが普及する前であり、治療薬の影響ではなく、栄養がよくなったこと、居住環境の清潔化、大部屋居住がなくなったことなど、結核菌伝播の効率を下げる生活環境ができてきたことによるだろう。

清潔文明社会の到来

歴史を見ると人間は、伝染病に対して衛生状態を改善し、病原体の伝播経路を断つ努力をしてきた。工業国の都市で初期に発生した、上下水道による消化器伝染病の増幅の問題は、飲料水の塩素消毒で解決した。結核は、個室を増やし大部屋をなくすことで患者を減らすことができた。工業国における人口抑制も、感染増幅をおさえる働きをしただろう。

石鹸《せっけん》の普及もあった。炭酸ソーダの製法は一七八九年フランスのニコラ・ルブラン（一七四二〜一八〇六）によって発明され、のちアンモニアソーダ法が生まれた。このソーダ工業で苛性ソーダがつくられ、その苛性ソーダを使って石鹸が大量生産された。その石鹸で、手を介する間接接触伝播の感染症の患者も減った。また、寝具・衣服を石鹸で洗うことで結核菌、天然痘ウイルスは洗い流されただろう。こうして工業国では、伝染病の蔓延がおさえられた。

二十世紀のなかば、第二次大戦のあと、米国が世界でもっとも清潔な国になったといわれた。[7] 他のどの国より一世帯あたりで使用する水が多く、またバスルームの多い国になったためである。いっぽう日本人が清潔になったのは、高度経済成長期のあとだろう。このとき、居住環境の清潔化が欧米諸国にならび、さらに日本人の清潔行動文化で世界一の清潔度を達成した、と私は考えている（第一章、三一ページ）。

しかし将来、感染症がまったくなくなるわけではない。清潔社会のなかで局地的に発生する感染症があるが、これは次章で述べる。また、今後、文明社会で広範に広がると考えられる伝染病として、新型インフルエンザとエイズがある。これらに対しては、清潔な居住環境をつくるという文明化で対処することはできず、新しい文化、行動様式が必要である。第五章と第六章で、それぞれくわしく述べよう。

コラム3　世界を制した日本の製糸業

なぜ日本でこれほど製糸業がさかんになったのか、考えてみたくなる。製糸の技術は、木綿糸をつくる紡績の技術にくらべるときわめて単純だ。紡績とは、短い木綿の繊維に撚《よ》りをかけて（紡いで）長い糸をつくるのに対し、製糸に使う繭《まゆ》の糸ははじめから長い一本の糸なのだ。つまり製糸には、産業革命初期に開発された紡績機械は要らなかった。生糸の巻きとりの動力には、蒸気機関でなく水車が使われた。生糸生産量の約一割は諏《す》訪《わ》地方のものだったのだが、そこでは天竜川の水力で水車をまわした。必要だったものは、若い女性の手先の技能だったのだ。

繭の糸は一〇〇〇メートル以上の長さの一本の蛋白質フィブロインから成っている。この糸を水溶性の蛋白質セリシンが糊《のり》として固めている。お湯のなかに入れると、この糊が溶けて糸がほぐれる。この糸の末端、すなわち糸口を見つけて、数本をまとめて巻きとり器に送る。数本の糸は、残ったセリシンの糊でくっついて一本の太い糸になる。この糸に撚りはかかっていない。これが生糸である。重要な操作は、①糸口をすばやく見つける、②太い糸と細い糸の繭を見分けて、両者をうまく混ぜて生糸の太さを一定にする、③繭ごとの糸の長さは一定ではないので、ある繭の糸がなくなると新しい繭からの糸を継ぎたすことである。この糸繰り技能には個人差があるが、雇い主は毎日各人の実績を調べて、給料に差をつけた。糸繰りの上手い人と下手な人の給料には三倍以上の違いがあったという。こう考えると、明治の製糸業は産業革命前の工場制手工業であって、機械制工業とはいえないだろう。

生糸はそのままで輸出されたのだが、生糸から布をつくる工程にも若干触れておこう。この工程も木綿と大きく異なる。セリシンのついた生糸をそのまま経糸《たていと》と緯糸《よこいと》に使って布を織り、その布をアルカリ性の水で処理してセリシンを除いてから染色したものが、「後染め」織物である。羽二重《はぶたえ》、縮緬《ちりめん》などがある。いっぽう「先染め」織物の場合は、まず生糸を数本まとめて撚りをかけた糸をつくる。この糸からセリシンを除き、染色してから、布を織る。お召《めし》は、先染め織物の最高級品である。

日本の製糸業が世界を制したもうひとつの理由として、蚕《かいこ》の餌《えさ》となる桑の葉が大量に生産できる気候風土があった。関東平野はとくに桑の木の生育に適している。桑は毎年葉を収穫されるので、根から大量の養分を吸収する。深く張った根が要るのだが、関東ローム層の深くやわらかい火山灰地は根の広がりに適しており、またカリウム・燐酸塩をふくんでいる。富岡《とみおか》製糸場があった群馬県は桑栽培の適地である。

注

1　矢田浩『鉄理論＝地球と生命の奇跡』講談社現代新書、二〇〇五年。

2　本項は次の本を参考にした。Vinten-Johansen P, Brody H, Paneth N, Rachman S and Rip M: ***Cholera, chloroform, and the science of medicine. A life of John Snow.*** Oxford University Press 2003. この本は、スノウの業績に関する五人の研究者の共同研究の成果である。

スノウは、「コレラ流行を止めるためにブロード街のポンプの柄をはずした」ことで有名だが、彼の最大の功績は「コレラが水媒介伝染病であることを疫学的に証明したこと」がこの本でわかる。

3　W・レイバーン（ウサミナオキ訳）『トイレになった男』論創社、二〇〇五年。
訳注がくわしい。十九世紀のロンドン市民の生活も書かれている。

4　疫学とは、疫病（伝染病）の広がり方、その制御法を研究する分野であった。いまは非感染性の慢性疾患にも応用されている。まず、集団におけるある病気の分布（人、時間、場所）を調べ、その病気の原因について仮説を立てる。次に、推定原因に曝露《ばくろ》された群と非曝露群との罹患《りかん》率（または死亡率）を調べ、両者のあいだで確率論的に有意な差があれば、その仮説が正しいと考える。

5　専門的には、感染症の疫学研究は「後ろ向き（retrospective）コホート研究」とよばれる。調査時点で患者（または死者）はすでにいて、その背景を過去にさかのぼって調べるからである。いっぽう喫煙者群と非喫煙者群とを五年、一〇年追跡して癌の発生を調べる場合は「前向き（prospective）コホート研究」とよぶ。この場合、調査開始時点では患者はいない。

6　T・マキューン（酒井シヅ、田中靖夫訳）『病気の起源——貧しさ病と豊かさ病』朝倉書店、一九九二年。

7　S・ホイ（椎名美智訳）『清潔文化の誕生』紀伊国屋書店、一九九九年。

第三章　清潔社会で起こる感染症

1　ノロウイルスはなぜ広がるのか

吐物中のウイルス

日本人は清潔になり、多くの危険な伝染病から逃れられるようになった。しかし、感染症をまったくなくすことは不可能だ。清潔環境のなかをかいくぐって生きている病原体もいる。また、人間が新しい生活環境をつくれば、いままでになかった新しい伝播経路が生まれる可能性もある。最近は、老人ホームでノロウイルスによる嘔吐《おうと》下痢症が流行することが、テレビや新聞で話題になっている。このウイルスはむかし、小型球形ウイルスとかノーウォーク様ウイルス（Norwalk-like virus）などとよばれていたが、正式名称が最近ノロウイルス（Norovirus は米国オハイオ州の地名 Norwalk からの造語）となった。新しい名前なので、いままでになかった新しいウイルスが最近になって出現したと誤解する人がいるが、そうではない。

ノロウイルスは、冬季に幼稚園・小学校で嘔吐下痢症の流行を起こす。ウイルスは吐物にも下痢便にも排出される。このウイルスは水中で安定であるだけでなく、乾燥にもきわめて強いと考えられている。ノロウイルスに起因する嘔吐は、胃の内容物がぶちまけられるような吐き方で、学校で児童が嘔吐をすれば、校舎の床をよごすばかりでなく、乾くとウイルスをふくむ埃が舞いあがり、他の学童の咽頭に付着する。ウイルスは咽頭では増殖しないが、飲み、食べるときに胃に流され（二五ページ、**図表1―5参照**）、胃酸にも壊されないで、小腸に達し、そこで増殖すると考えられている。下痢便中のウイルスは水洗トイレから下水道へと行ってしまうから問題はないが、嘔吐からのウイルスで感染が広がる。ウイルスの側から見ると、水洗トイレが完備された社会では、下痢だけを起こすウイルスは生きにくいのだが、ヒトに強い嘔吐をさせるようなウイルス株が生き残ってきた、とも考えられる。

米国では、ノロウイルス嘔吐下痢症が周遊客船《クルーズ・シップ》や保養地《リゾート》ホテルで流行することがしばしば報道されている。豪華客船や高級ホテルなどの清潔なところでも、長期滞在客がたくさんいる場所にこのウイルスがいったん持ちこまれると、吐物→埃→口の経路での嘔吐下痢症の流行が長期間つづく。

いろいろな伝播経路

いま、下痢便中のウイルスが水洗トイレから下水道へと流れることから問題はないと述べたが、老人がこのウイルスに感染すると、糞便の処理がうまくいかない人もいることから、老人ホームでは吐物→埃→口の経路だけでなく、吐物・糞便→手→口の経路でもウイルスが広がる。

環境中のノロウイルスの安定性は、他のウイルスに比較して特別である。老人ホーム内の伝播だけでなく、食品をあつかう人の手についた微量のウイルスが調理後の食品につき、それを多数の人が食べて嘔吐下痢症の集団発生が起こる。ウイルスは生きた細胞のなかでしか増殖しないので、食品中では殖えない。しかしノロウイルスは環境中で壊れにくいウイルスなので、このような食中毒が起こるのだ。そのさまざまな事例が報告されている。仕出し弁当、お祭りでもらった餅《もち》（餅をついた人が感染していた）、給食の黄粉《きなこ》まぶし揚げパン（パン職人が素手で黄粉をさわった）、給食配膳当番の学童が感染していた等々である。

ノロウイルスは、水洗トイレを利用しても広がる。下痢便中のウイルスは水洗便所から下水処理場へ水で運ばれ、そこから海へ流れ、カキのところへ行く。カキは一時間に二〇リットルもの大量の海水を取りこみ、ウイルスは中腸腺《ちゅうちょうせん》に濃縮される。そのカキを生で食べて下痢症が発生する（六二ページ、**図表2―1b**）。前章で述べたように、むかし汲みとり便所を使っていたときには、排泄物は最終的に畑へ行っていた。いまは下水処理場で処理される。

そこの処理槽には活性汚泥といわれる種々の好気性微生物が棲んでいて、糞便中の有機物を食べて無機物に分解するが、ノロウイルスは丈夫なウイルスであり、破壊されないで海へ行くのである。

都市の人口が多ければ多いほど、下水処理場からの排水も多くなり、近くの海の栄養分は増え、植物プランクトンが育つ。カキが大量養殖される産地はそういう条件をそなえている。そのような場所では同時にノロウイルスも多くなるのだ。しかしカキを養殖してそれを食べることは、海をきれいにしていることになる（五四ページ、コラム2参照）。フライにすれば、熱でノロウイルスは死ぬので安心して食べられる。おいしい生カキを食べたいときには、ガツガツ大量に食べないことだ。たくさん食べれば食べるほど、感染率が高くなるからだ。人があまり住んでいない産地のものを選べば、下痢症のリスクは小さくなる。症状が命にかかわるものでないことは救いである。

何度も感染

ノロウイルスは小腸粘膜の細胞でのみ増殖する。二四ページで述べたように、これを局所感染とよぶ。全身感染を起こすウイルスと違って、感染後の免疫の持続が短い。したがって、人はくり返し何回も感染する。
最近このウイルスの遺伝子塩基配列が調べられ、たくさんの遺伝子型があることがわかってきた。このグローバル時代、旅行する人間や輸入食品にのって世界中でいろいろの型のウイルスが動いている。またこのウイルスの遺伝子はRNAなので、どんどん変異が起こる。免疫の持続が短いこと、および、型がたくさんあるということは、効果的なワクチンの開発がむずかしいことになる。ノロウイルスは、水洗トイレの文明社会にもっともうまく適応し、子孫を殖やしている腸のウイルスといえるだろう。

ここで、ノロウイルスとは違う話であるが、吐物からの埃で感染が広がった可能性があるSARSの事例について追加しておく。二〇〇三年二月二十一日（金曜日）夜遅く、中国広《こう》州《しゅう》市から香港へ来た患者がMホテル九一一号室にチェックインした。彼は重症で、翌日近くの病院に入院するが、二十三日には死亡する。その患者のホテルでの滞在は丸一日にも満たなかったのだが、そのときにホテルに滞在していた他の客九人（七人は同じ九階、二人は別の階の部屋）と九階の投宿者を訪問した地元の若者との合計一〇人がSARSに罹患した。[1]発端患者と他の患者とは接触がなかったのに感染が広がったのである。このときの伝播経路も、アモイガーデンでのSARS伝播と同様に、大きな謎であった（SARSが国境を越えたのは、このホテルでの感染者からであった。のちにカナダ、シンガポール、ベトナムの病院で広がったウイルスはここから来ている）。

WHOの調査で、廊下の床にウイルス遺伝子の断片が検出された。患者が嘔吐し、吐物にウイルスがふくまれており、その吐物が乾いてウイルスが舞いあがり空気媒介感染が起こった、との仮説が考えられた。このホテルは香港九龍《カオルン》にある二二階建ての四つ星ホテルである。どんなに清潔な場所であっても、吐物のなかに乾燥に強いウイルスが存在すると、空気媒介で感染が広がる可能性がある。嘔吐が起こる新型感染症が発生した場合には、吐物の処理を適切におこなうことが必要である。SARSの教訓として記憶に残すべきことである。

2　施設内伝染病

易感染者と院内感染

病院には免疫力が落ちた人がたくさん入院している。高齢社会では入院患者の中に占める高齢者の割合も高くなる。高齢になると免疫能力も落ちるが、病院にはそのほかに、手術をうけた人、臓器移植をうけ免疫抑制剤を飲んでいる人、抗癌剤を飲んでいる人……とさまざまいる。それらの人はいろいろな病原体に感染しやすいので、易《い》感染者ともよばれる。そのような人では、健康な人なら感染を起こさない微生物が増殖をはじめ病気を起こすことがあり、これを日和見《ひよりみ》感染症とよぶ。「日和見」とは天気の状況をうかがうことだが、弱い病原体が宿主の様子をうかがっていて、その免疫力が落ちると暴れだす、というのが日和見感染症である。メチシリン耐性黄色ブドウ球菌（MRSA）による感染がその一例だ。この菌を運ぶのは医師・看護師などの健康な医療従事者であることが多く、伝播を防ぐために手洗いが励行されている。

病院は病気の人が集まる場所なので、伝染病患者も運ばれてくる。新規入院の患者から易感染者・医療従事者への感染を防ぐようにしておかなくてはならない。易感染者同士の感染を防ぐためには、大部屋を減らし個室を増やす必要がある。

他の種類の院内感染として、点滴溶液中で細菌が増殖することがある。点滴液は細菌にとっても栄養たっぷりで、液を調製するとき細菌汚染が起これば、その菌が増殖する。その細菌が病原菌でなくても、菌体成分が静脈注射されると致死的な効果を与える場合がある。血液透析の場合は血液を体外に循環させるので、患者が肝炎ウィルスの保有者であった場合、そのウイルスも体外へ出ることになる。ウイルスが院内の医療従事者や他の患者にうつらないようにする細心の注意が必要とされる。

次に、病院ではないが、老人養護施設について考えてみる。今後日本社会の老齢化はどんどん進む。二〇〇六年時点で六五歳以上の老人人口は二五〇〇万人だが、二〇二〇年までに約一〇〇〇万人も増えると予測され、施設内で暮らす老人の数はますます増える。

老人の数が増えるだけでなく、老人のウイルスへの感受性も変わる。現在そのような施設に入っている人たちは戦前生まれだが、今後、戦後生まれの人の割合が増える。たとえば高度成長期以降の清潔社会に生まれた人たちは、A型肝炎ウイルスに対し抗体をもっていない。それらの人が施設で集団生活をするとき、ウイルスがその集団に入ってくると多数のA型肝炎患者が発生する。あと二〇年もしたら施設入所者に対するA型肝炎ワクチンの接種が必要になるだろう。

医療従事者もかかったSARS

SARS流行時には、病院は感染拡大の主要な場所だった。患者数を国別に比較すると（五ページ、**図表1－1**）、香港・台湾・中国本土を除いて、圧倒的に患者が多かったのはカナダ（二五一人）、シンガポール（二三八人）、ベトナム（六三人）の三国であった。この三国では、ウィルスは主として病院内で広がったのだ。病院の大部屋では患者同士の病原体伝播が起こりやすいが、免疫力が低下している患者ではウィルスはより大量に増殖し、その患者からより多数の人に感染が広がった。しかも、医療従事者が感染したことがSARSの特徴であった。医療従事者がかかった割合をみると、全世界平均が二一パーセントであるのに対し、この三国のみが四〇パーセントを超えていた。SARS患者は呼吸困難のためにはげしく咳をした。[2] 患者のいちばん近くにいるのが医療従事者である。治療のための酸素吸入や気管挿管のときに、患者→医療従事者への感染も起こりやすい。呼吸困難とはげしい咳を起こす危険な強毒ウィルスがいったん病院に入ると、清潔な病院であっても入院患者・医療従事者の両方に感染が広がることがわかったのだ。

3　食品は細菌の培地

食中毒事件

細菌がウィルスと違う点は、それが人体のなかだけでなく、体外でも栄養分があるところで増殖することである。食べ物は細菌にとって最高の栄養である。放置しておくと、空気中にいる腐敗菌が落ちてきて増殖する。腐敗菌だけでなく病原細菌も増殖する。腐敗菌が殖えたらいやな臭いがして食べられなくなるだけだが、臭いがなければ食べてしまう。

仮に病原細菌を食べても、胃内では塩酸が分泌されており、少量ならば酸性のために死んでしまう。しかし食品中に大量の病原細菌が増殖していると、一部の菌は胃を通りぬけて腸へ行き、そこで増殖し、腸炎・下痢を起こす。菌が食品中で増殖して、毒素蛋白質を分泌する場合もある。それを食べて症状が出る。この場合には菌は腸内で殖えないで、症状はすぐにあらわれる。

同じ食品を食べて多数の患者が発生するのが集団食中毒事件である。現代は食品産業が大規模になり、大量生産がおこなわれ、流通範囲が拡大し、食品がつくられてから食べるまでの時間が長くなり、その間に細菌が殖えてしまうことがある。細菌性食中毒事件の数は昔より減っているのだが、一件あたりの食中毒の規模（患者数）は拡大しているので、被害者総数が減っているわけではない。

また、新しい食習慣が生まれることで、昔はなかった形態の食中毒も起こる。水耕栽培で育てたカイワレ大根を食べて、腸管出血性大腸菌による食中毒が起きたことがある。(3) 栽培植物も細菌の栄養になるのだ。水耕栽培では、同じ培養液の植物全部に菌が広がり、大規模な食中毒事件になる可能性がある。

食中毒事件の原因究明は、都道府県・政令指定都市などに属する保健所が食品衛生法にもとづいておこなう。地方衛生研究所・国立感染症研究所などがそれを援助する。その原因究明には、食品の素材、製造・保存方法だけでなく食習慣・食文化までを知っておかなければならない。調査結果は、国立感染症研究所・厚生労働省健康局結核感染症課発行の月報「病原微生物検出情報」(https://www.niid.go.jp/niid/ja/iasr.html)に報告され、将来の食中毒発生の予防に役立つ情報・知識を提供してくれる。それを読むと、保健所・地方衛生研究所の仕事内容の一部を知ることができる。

食中毒を起こす細菌

腸炎・下痢症を起こす菌で患者数が多いものは、サルモネラ属菌、カンピロバクター属菌、腸炎ビブリオ菌などである。サルモネラは種々の動物の腸管にいて、ほんらいの宿主である動物には病気を起こさない。動物はトイレを使わないので糞便は環境中に拡散する。その菌が人のところへ来るときには、菌数はわずかになっており人に害はない。

しかしその菌が食品に入ると、増殖して菌数が増える。サルモネラ属菌の種類は二〇〇〇種以上あるが、食中毒事件でいちばん多いのは鶏の腸管にいるサルモネラ・エンテリティディス菌である。この菌は鶏卵の白身にわずかの数入っていることがあり、卵を割って白身と黄身が混ざると、黄身のなかの栄養分で菌が増殖する。卵を割ったら長時間放置しないことが食中毒予防に肝要である。カンピロバクター属菌も動物の腸にいる。鶏肉がこの菌で汚染されていることも多く、そこでは菌が増殖する。

食品中で細菌が増殖してつくる毒素蛋白質による食中毒として、発生は稀《まれ》であるが、いちばん危険なものはボツリヌス中毒である。この毒素による症状は下痢でなく、神経の障害である。毒素は神経に働き、筋肉に麻痺《まひ》が起こり、呼吸筋が動かなくなれば死亡する。この菌の特徴は、①芽胞をつくってきわめて安定で、土中に何十年と生きている、②嫌気性菌なので空気がないところで増殖することにある。真空パックのなかの食品で増殖することがあり、一九八四年に起こったカラシレンコン事件が有名である。このときは三六人の患者が発生し、うち一一人が亡くなった。

ついでながら、加熱殺菌法について述べておく。瓶詰は、一八〇四年フランス人のアペール（?〜一八四一）が発明した。広口瓶に入れて食品を煮沸（一〇〇度C加熱滅菌）したあと、コルク栓で密封する。のち同じ原理で缶詰がつくられた。一八六六年、パスツール Pasteur は加熱による食品の品質変化を少なくするために六〇度C三〇分の低温殺菌法を開発。これを彼の名前にちなんで pasteurization《パスツリゼーション》という。芽胞の殺菌には、一二〇度C二〇分の加熱(二気圧の高圧滅菌)が使われる。二十世紀後半にはレトルト食品が開発された。アルミニウム箔《はく》とプラスチックフィルムを三層に貼りあわせた袋に食品を入れ、袋を加熱溶封し、一三五度C二~五分の高温殺菌をしたものである。この原理で、一九六九年、日本でレトルトカレーが販売されている。

牛と腸管出血性大腸菌

腸管出血性大腸菌は牛の腸管に常在する。他の食中毒菌に比較して①少量の菌でも人に感染を起こす、②その症状が重いことで厄介なものである。一九九六年に堺市で大規模食中毒事件を起こしたO《オー》157菌が代表的なものである。他の食中毒菌では通常一〇〇万~一億個の菌がいないと食中毒が起こらないのに対し、この菌では一〇~一〇〇個の少量の菌で感染が成立する。かならずしも食品中で殖えなくても病気を起こす。以下に、この菌による感染症についてやややくわしく述べてみたい。

二〇〇〇年から二〇〇一年にかけて、「さいころステーキ」による食中毒が二つのチェーンに属するレストランで別々に起こった。[4] この三センチ角ぐらいのステーキは、次のようにしてつくられる。安い牛肉を材料に使うが、肉が硬いため、剣山のような針状の刃を刺して硬い筋や繊維を細かく切断し、さらに調味液をくわえ、糊でさいころ状に固めたものが冷凍保存される。その後チェーン店へ運ばれ、解凍後に加熱され、お客に出される。この菌はもともと牛肉のなかにはいないのだが、解体処理の際に肉の表面が腸管からの菌でわずかに汚染されることがある。それをそのまま焼いて食べるときには、その菌は加熱で死んでしまい、問題は起こらない。しかし汚染された安い肉を前記のように処理するとき、菌が増殖することがある。それをさいころ状に固めると、増殖した菌は「ステーキ」のなかにも存在することになる。レストランで解凍し加熱するとき中心部の熱が低いと完全な殺菌ができない。それを食べて感染が起こったのだ。その他、和風キムチ、[5] キュウリの浅漬け[6]などでも食中毒が起こっている。

食中毒でない感染は幼児に起こっている。この菌による症状は赤痢菌の症状に似るのだが、両者の患者の年齢分布は大きく違う。赤痢菌感染者の国内感染者（一二六ページ、**図表4―3**）と比較して、〇～四歳の幼児の患者が多い。保育園内では、感染者の糞便にオムツを介

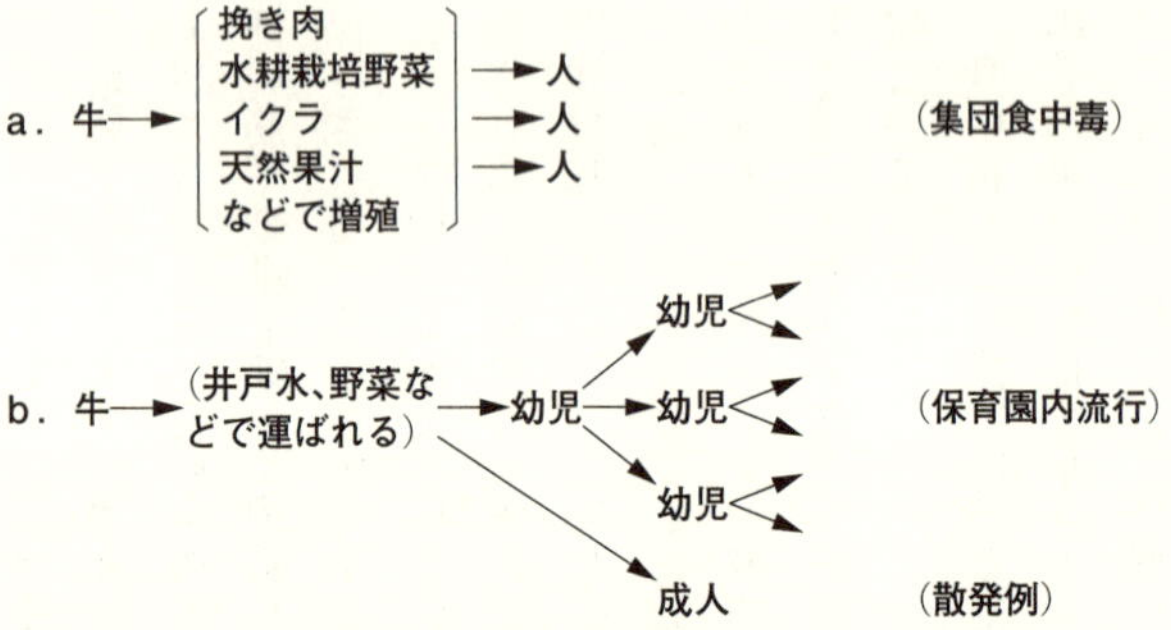

図表３－１　腸管出血性大腸菌の伝播経路

してさわることなどで幼児間の伝播が起こるのだ。以上から、腸管出血性大腸菌感染の主な伝播経路をまとめた（**図表3－1**）。

牛と人間は古くからのつきあいだ。人間が農業をはじめたときには牛を家畜にした。そのときから牛が人間に危険なＯ１５７菌をもっていたわけではなく、歴史とともにあらわれてきたものである。それはつい最近のことだろう。動物にはトイレはないので、排出された菌が人へも来るのだ。

動物衛生研究所の中澤氏と鮫島氏は、牛に与える餌として穀類と乾草とでＯ１５７菌の便への排出量を比較し、穀類を食べさせた牛で菌量が多いことを観察した[7]。ほんらい牛は草食動物であり、草を食べていたときにはＯ１５７は問題にはならなかったのだろう。

HACCP

食品の安全に関し、最近HACCP（ハサップ、ハシップ、ハセップ）という言葉がよく出てくるので説明しておく。これは、食品製造工場で導入されている制度である。HACCPとは、何と発音してよいのか迷う言葉だが、原語はHazard Analysis and Critical Control Pointで、日本語では「危害分析重要管理点」と訳されている。これを見ても、まだ何のことかわからない。

簡単に説明すると、まず食品製造工程のなかから、食中毒などの人体に危害を及ぼす可能性のある工程を洗いだし、食品の安全に要《かなめ》となる点を明確にして、そこをしっかり管理する、という制度だ。全工程に漫然と注意を払うのではなく、重要点のみをきちんとおさえる、というやり方である。食中毒菌が増殖しやすい工程で菌を殖やさないようにし、殺菌できる工程で加熱殺菌を実施する。その加熱殺菌の温度と時間をきちんとまもるための責任者をおき、管理記録を残すことなどである。英語のcritical pointは日本語に適訳がない単語だが（物理学領域では「臨界点」と訳される）、食品製造の場合、安全／危険の分岐点をいう。この分岐点でいつも安全側に進むようにしておくのがHACCPの概念である。

同様の考え方は、社会における伝染病の予防にも応用される。病原体伝播経路で病原体が広がりやすい部分、病原体にとっての弱点部分に、常時、効果的な手段で介入しておく。安全/危険の分岐点で自然に安全側に転ぶような文化をつくっておけば、それは安心して暮らせる社会だ。

4　清潔社会でのワクチンの役割

大人で重症になる麻疹

最初につくられたワクチンは、ジェンナー(一七四九~一八二三)の痘苗《とうびょう》(牛痘生《なま》ウィルスワクチン)で、一七九六年のことだった。一九八〇年、天然痘根絶宣言がなされ、このワクチンは不要となった。では今後、他のワクチンも不要となるだろうか、考えてみたい。

麻疹はきわめて伝染性が強い子供の病気だが、大人がかかると脳炎・肺炎などを起こし重症になる。江戸時代、麻疹は二〇年から三〇年おきに子供と大人に流行をくり返し、たくさんの大人が死に、天然痘よりも恐れられた。麻疹は典型的な「二度なし」の病気で、子供のときにかかっておけば一生免疫が持続し、二回目の麻疹は起こらない。明治時代になって、麻疹は子供同士で常時うつる伝染病になり、大人の麻疹はなくなった。

しかし、子供のときは症状が軽いといっても、子供のほぼ全員がかかるわけで、その発生率が低いとはいっても重症になる子供もいた。麻疹患者一〇〇万人に一人ぐらいの割合で亜急性硬化性全脳炎という恐ろしい脳の病気も発生していた。

これに対し弱毒生ワクチンが開発され、これを注射し免疫をつけることで子供はより安全になった。このワクチンウイルスは体のなかで増殖するが、体から外へ出て他の人を感染させることはない。日本では麻疹ワクチンの接種率が八割程度の状態がつづいていた。残り二割の子供はワクチンをうけていなかったが、彼らは七、八歳ごろまでに自然麻疹に罹患していた。血清疫学調査で、そのころまでに抗体保有率がほぼ一〇〇パーセントになっていることでわかる。つまり、野生株ウイルスが社会に残っており、それに感染していたのだ。

じつは最近だんだんわかってきたことだが、ワクチンをうけた人も時間が経過して免疫が低下すると、野生株ウイルスに軽く自然感染して、症状は出ないが免疫は強められていた。つまり、野生株による追加免疫効果（ブースター効果とよぶ）があったのだ。

麻疹ワクチンは一歳の誕生日直後（生後一二〜一五ヵ月）にうけることが推奨されているのだが、子供全員がワクチンをうけるとどうなるのだろうか？　それは米国の状況を見ればわかる。全員がワクチンをうけると、野生株が増殖できる子供がいなくなり、野生株は社会から消滅する。すると野生株ウィルスによる追加免疫効果もなくなるので、年齢が高くなるにしたがって免疫力（抗体価）も低下していく。ワクチン株は注射した人からは広がらないので、ワクチン注射を二度うけないかぎり、追加免疫効果はない。このように全員の免疫が落ちた状態で、野生株ウィルスが外国から入ってくると、中学生、高校生、大学生のあいだで麻疹の流行が起こる（ただし、すでにワクチンをうけているので、症状はワクチン未接種者より軽い）。

二回接種の必要性

また、大人での免疫がなくなっていくと、乳児が危険にさらされることになる。赤ん坊は母親から胎盤を介してIgG抗体をもらい、その抗体によって乳児は生後の数ヵ月間感染からまもられるのだが、母親の抗体価が低くなれば、乳児がまもられる期間も短くなる。ゼロ歳児はウィルスに対しとくに弱いことが知られている。たとえ弱毒ウィルスでも危険性があるということで、麻疹ワクチンはゼロ歳児には接種しないのだ。それゆえ母親の麻疹に対する抗体がなくなると、こんどは新生児が危険にさらされることになる。そこで、追加免疫を与えるために、麻疹ワクチンの二度目の接種が必要になってきた。二〇〇六年から小学校入学前に二度目の接種をおこなうことになった。

ところで天然痘ウイルスはワクチン接種によって世界から根絶された。天然痘根絶のときには、天然痘患者を見つけて、その患者のまわりの人全員に種痘をして免疫をつけることによって、患者から周囲の人への感染を阻止した。患者が自分自身の免疫力で治癒すると、そのウイルスも消滅した。こうして世界最後の天然痘患者が治癒したところで、天然痘ウイルスは撲滅されたのだ。ウイルスが消えたので、天然痘ワクチン接種の必要もなくなった。これと同じことが、麻疹にも応用できるのだろうか。

先進国は、麻疹根絶にも努めてきた。麻疹ウイルスは飛沫核による伝播も起こり（二八ページ）、天然痘より伝染力が強いので、患者周囲だけにワクチン接種するのでなく、国民全員にワクチン接種して、全員を免疫にする必要がある。しかし、全世界のすべての子供に麻疹ワクチンを接種するにはさまざまな困難がある。さらにグローバル時代、ある先進国がワクチン接種を止めて無免疫状態をつくると、ウイルスが国外から入ってきたとき国民は危険にさらされることになる。

無免疫状態が生まれれば、バイオテロリズムの対象にもなる。天然痘ウイルスがバイオテロに使われる危険が心配されているが、麻疹のほうがより危険度は高い。天然痘ウイルスは埃としての痂皮のなかで長期生存することは前述したが、掃除・洗濯をする清潔な先進国では埃を介する伝播は起こりにくいだろう。いっぽう麻疹ウイルスは飛沫核にのって、屋内で多数の無免疫者に一気に広がるのだ。

結局、当面は麻疹ウイルスを地球上から根絶することはむずかしく、先進国は麻疹ワクチン接種をつづけなくてはならない。前述のように、さらに接種率を上げるほど、二回接種する必要性が高まるのである。むかしは世界からの麻疹の根絶（eradication）という言葉が使われたが、いまは地域からの排除（elimination）に変わった。

風疹と先天性障害

風疹は麻疹にくらべてはるかに軽い病気である。ではなぜワクチンがあるのか。それは、免疫がない女性が妊娠初期に風疹にかかると、胎児に高率に白内障・心臓奇形・難聴などが起こるからだ。この病気を先天性風疹症候群とよぶ。これを予防するために、一九七七年から女子中学生全員にワクチンが接種されていた。その時代、子供はワクチンをうけず、風疹は子供の病気として流行していた。そのときは風疹にかかった子供から免疫のない妊娠中の母親が感染し、先天性風疹症候群の子供が生まれることがあった。またそれを恐れて、妊娠中絶がおこなわれていた。

予防接種法の改正によって、一九九五年四月から風疹ワクチンは一歳以上の子供（男女とも）に接種するようになり、子供に免疫ができたことから、小中学校での風疹の流行が消えた。子供から母親に感染することがなくなり、先天性風疹症候群の心配がなくなったことから、それに関係する中絶も減った。一見すべてがうまくいっているようだが、麻疹と同じ問題が生じてきた。

ここでギリシャの話になる。この国では一九七五年ごろ風疹ワクチンが一歳児に導入されたが、八〇年代ワクチン接種率は五〇パーセントを割り、ワクチン非接種かつ自然風疹にも罹患しないで、免疫をもたない人がだんだん増えていった。その結果、一九九三年に風疹の流行が若者のあいだで起こり、妊娠女性も風疹にかかり、先天性風疹症候群の子供がたくさん生まれたのである。風疹ワクチンを何のために接種するのかの明確な長期的政策がなく、その病気を監視するサーベイランス体制もなくて、「ギリシャの悲劇」が起こったのだ。

風疹ワクチンの目的は、先天性風疹症候群の発生を予防することだ。そのためには、子供の風疹流行をおさえることと同時に、妊娠年齢の女性に免疫をつけておくことである。そこで麻疹＋風疹二種混合ワクチンの二回接種の方針が決まったのだ。すでに成人になった女性は、妊娠前に血液中の風疹抗体を調べて、それが陰性の場合にはワクチン接種しておくことがすすめられる。

ゼロ歳児へのワクチン接種

ついでながら、小児期のワクチン接種スケジュールについて簡単に説明しておく（国立感染症研究所感染症疫学センターのウェブサイト https://www.niid.go.jp/niid/ja/vaccine-j.html を参照）。予防ワクチンは病原体に遭遇する前に接種しておかなくてはならないわけで、小さいときに投与する。ゼロ歳児で多数回のワクチンの接種をうけるが、ジフテリア・百日咳・破傷風（DPT）三種混合不活化ワクチンはそのひとつである。このワクチンをゼロ歳児に接種する理由は、ゼロ歳児が百日咳にかかるからだ（ジフテリア、破傷風にかかることはほとんどない）。この不活化毒素ワクチンは免疫増強剤としてアルミニウム化合物をふくむ。アルミニウム化合物はIgG抗体だけでなくIgE抗体の産生増強の作用もあり、一九九〇年代なかば、DPTワクチンにふくまれていた微量のゼラチンによってゼラチンに対するIgE抗体がつくられ、ゼラチンアレルギーを起こした。[8] いっぽうBCGは生ワクチンで、アレルギーになりやすくなるのをおさえ、かつ免疫機能を高める働きがあるので、こちらをDPTワクチンより先にうけておくほうがよいだろう。

妊婦のIgG抗体は胎盤を介して胎児の血液に移行することは前述した。妊婦に不活化ワクチンを追加免疫注射して抗体濃度を上げてやれば、乳児をその感染からもっと効率的にまもることができる、という考えがある。インフルエンザや破傷風でその試みがなされている。もしDPTワクチンが妊婦に安全であるという証拠があれば、それを妊婦に接種することで、新生児でのDPTワクチン注射開始を生後六ヵ月以後に遅らせることができるだろう。

ワクチン接種の政策には長期的な展望が必要である。いままでは、ワクチンは社会からその病気がなくなれば要らなくなる、との考えが一般的だった。しかし、人間はもともと異種の蛋白質を排除する免疫機能をそなえている。その機能を利用するワクチンには、清潔になりすぎた子供の免疫力を鍛える、アレルギーを予防する、さらにはグローバル時代に安全を保障する役割があることも考慮に入れておく必要がある。

アレルギー病と清潔仮説

先進国ではアレルギー病が増加している。日本にはむかし花粉症は存在しないといわれていたのだが、一九六四年にはじめて杉花粉症が報告され、それ以後患者数は急激に増え、いまでは国民の三割近くがかかっているという報告がある。

ここでいうアレルギー病はIgE抗体が関与するものだが、この病気は遺伝と環境とが複雑にからみあって起こると考えられている。最近この病気が増加したことは、遺伝子がそのあいだに変わるはずはないので、人間の生活様式・生活環境が変わったためと考えざるを得ない。その環境の変化も種々のものがかかわっていると考えられる。食事の内容が変化した。大気汚染が起こっている。寄生虫病がなくなった。アレルギーを起こす蛋白質をアレルゲンというが、その量が増えているものもある。そして、先進国では清潔になったから、という説もある。これらすべての変化がアレルギー増加に関係していると思われるが、そのうちいちばん重要な変化は何かについては、まだよくわかっていないことが多い。

ここでは、「生活環境がきれいになったから」という清潔仮説(Hygiene hypothesis)を取りあげてみよう。この説は一九八九年に英国のストラカンという人によって提唱された。彼は子供のアレルギーを観察し、一人っ子でアレルギーが多く、兄弟姉妹がいるときには二番目の子供での発生率が低くなり、さらに三番目の子供でもっと低くなることに気づいた。そこで彼が考えたことは、あとで生まれた子供は生後すぐに上の子からのウイルス・細菌の感染をうけるが、このことがアレルギーの発生をおさえる、という説である。託児所に入っている子供とそうでない子供をくらべると、前者のほうがアレルギーが少ないこともわかった。つまり、小さいとき汚い環境に生活し、ウイルスや細菌の感染をうけたほうがアレルギーになりにくい、という説だ。

アレルギーになりやすい人では、体の外から粘膜をとおして入ってきた花粉やダニなどの異種の蛋白質に対しIgE抗体がつくられる。「異種の蛋白質」とは人間由来ではない蛋白質というものである。IgE抗体がつくられた人の体内に再び同じアレルゲンが入ると、このIgE抗体がアレルゲンと反応して鼻水・クシャミ・咳などの症状を起こす。いっぽうウイルスや細菌は体内に入って増殖して（異種の）蛋白質をつくるが、それに対し人体はIgG抗体をつくる。このIgG抗体は、再び体内に同じ病原体が入ってきたときに体をまもってくれる。

同じ蛋白質が体内に入ったとき、体の状況によってIgE抗体がつくられたり、あるいはIgG抗体がつくられたりすることがわかっている。以下、抗体がどの細胞でどのようにしてつくられるかを簡単に説明しよう。

抗体はリンパ球によってつくられる。リンパ球にはBとTという二種類のリンパ球があり、そのうちのBリンパ球が抗体をつくる。いっぽうTリンパ球にはヘルパーTリンパ球というものがあり、このリンパ球がBリンパ球を助け《ヘルプし》て抗体をつくらせる。このヘルパーTリンパ球にはTh1とTh2という二種類があり、Th1はBリンパ球がIgG抗体をつくるのを助け、Th2はIgE抗体をつくるのを助ける。ウイルスや細菌が体内で殖えるときには、体の免疫系はTh1で応答し、IgG抗体がつくられる。いっぽう花粉蛋白質、ダニ蛋白質などが体内へ入ってきたときにはTh2が応答し、IgE抗体がつくられる。

子供が生後、ウイルスや細菌の感染をうけるとTh1が活性化されるので、同時に体内へ入ってきたダニ蛋白質に対してもIgE抗体はつくられずにIgG抗体がつくられると考えられる。居住環境が清潔になり、少子化が進んでいる先進工業国ではTh1の活性化が起こらず、Th2のほうが働いて子供はアレルギー病になりやすい、というのが清潔仮説だ。

この仮説を補強するような話がたくさんある。ある種の細菌はエンドトキシンという物質をもっているが、この物質はTh1を刺激する。室内塵《じん》（ハウスダスト）のなかにふくまれるエンドトキシンの量が少ないほどアレルギーになりやすいという報告がある。農村よりも都市で室内の細菌が少ない（エンドトキシンも少ない）ことが、都市でアレルギーが多いことの理由の一つとして考えられている。二歳までに抗生物質で治療をうけた子供にアレルギーが多いのだが、理由は腸内細菌が抗生物質で減ったから、という話もある。

微生物との共生

では、積極的に子供にウイルスや細菌を投与することでアレルギーを予防できないだろうか。命に別状ない感染ならば、積極的にかかっておいたほうがよいこともあるだろう。弱毒の病原体がワクチンに使われているが、早めにその接種をうけておいたほうがよいだろう。弱毒結核菌であるBCGはTh1を活性化する。ゼロ歳の早いうちにうけておいたほうがアレルギーになりにくい体質になるかもしれない。赤ちゃんが生まれたらすぐに母親の乳を吸わせることで、母親がもっている無害の善玉細菌が子供にうつり、アレルギー発生を防ぐ、という説もある。

日本人がSARSにかからなかったのは、日本人の行動が清潔であったからだ、という仮説を第一章で述べた。清潔はよいことだ。しかし何がなんでも清潔、潔癖にしなくてはならないと思いこむことはよいことではない。清潔な先進工業国での生活は、体の免疫力を鍛えないですんでしまうものだ。最近、たくさんの抗菌グッズが使われているようだが、細菌学者である三瀬勝利氏の著書『薬が効かない！』（文春新書、二〇〇五年）は、抗菌剤、消毒剤、抗菌グッズの乱用に警鐘を鳴らしている。

ワクチンは体のなかに異種の蛋白質を注射するものだが、その病気がなくなったからワクチンも不要とするのでなく、将来の病原体の侵入にそなえ、体の免疫力を刺激する役としての意義も考えられるのだ。危険な病原体に対しては清潔さを保ちながら、無害な微生物には積極的に触れて、汚い状態とも共存しておく、という考えが必要だろう。

コラム4　草vs木の花粉症

英国で十六世紀から十七世紀末にかけて森林が消滅したことは、第二章で述べた。森林の跡は牧草地になった。現在英国の牧草地は国土の四五パーセントを占め、その割合は世界一だ。一八一九年ロンドンの医者ボストックは、自分がかかっていた病気について記載し、一八二八年に Catarrhus aestivus（夏のカタル：夏季流涙鼻漏症）と名づけたが、それは牧草花粉症だった。牧草花粉の飛散数が増加したことが、花粉症発生の一因であった。

花粉症としては、英国の次に米国でブタクサ花粉症が報告された。患者は農民でなく都市の金持ち階級であった。当時から、花粉症は文明度と関係があるという議論があり、いちばんの文明生活をしていたアングロサクソンには避けられない病気であるといわれた(9)。

日本で最初に報告された杉花粉症は一九六四年のことで、欧米の花粉症の発生より一世紀もあとのことである。日本でアレルギーが起こるようになったのは比較的最近のことなのだ。斎藤洋三氏が杉並木のある日光で花粉症を発見したのだが、その並木の杉は十七世紀に植えられたものである。江戸時代から花粉はあったのに三世紀もたってから花粉症が出現したことは、日本人の生活環境、生活様式が最近になって文明化し、国民が花粉症にかかりやすくなったことを示している。また日本全体で見れば、杉花粉の生産量が近年増加したことも、さらなる国民全体の杉花粉症患者の増加に関係しているだろう。

杉花粉症を西欧の牧草、米国のブタクサによる花粉症とくらべてみると、それが樹木の花粉によるものであることが決定的に異なっている。日本では森林が消えたのでなく、育ったのだ。日本の森林面積は国土の六八パーセントもある。島国でありながら高い山脈があり、季節風がそこに雨・雪を降らせるだけでなく、梅雨・台風もあり、樹木を育てるための大量の降水がある（東京の年間降水量一五〇〇ミリ、ロンドン六〇〇ミリ）。日照量も多く、さらに、火山灰・温泉がミネラルを供給する。この自然の恵みに育《はぐく》まれた樹木は、炭酸ガスを吸収し、バイオマス（生物エネルギー）を生産している。将来、石油供給が逼迫《ひっぱく》するとき、役に立つ可能性がある。

5　疫学調査の体制

迅速調査

清潔になった社会でも感染症がゼロになるわけでないことは前述した。考えもつかなかった新しい病原体の伝播経路が生まれることがある。安心しきっていると、何かが起こったときの混乱が大きくなる。それにそなえておくための体制が必要である。病気発生の事件を調べるmedical detective（医学探偵）が必要である。

一九九九年、国立感染症研究所で「実地疫学専門家養成コース」（FETP：Field Epidemiology Training Program）が開始された。この事業の最大の目的は、原因不明疾患の患者が多発したとき、現地にすぐにおもむいて調査をおこなう「実地疫学」専門家をそなえておくことである。迅速な疫学調査をして、病気の伝播経路を明らかにする。同時に、病原体を実験室で調べるための適切な材料を採取する。通常の病原体でもその確定までには時間がかかるが、新型病原体の場合にはもっと時間がかかる。まず伝播経路に関する仮説を立て、それが疫学調査で証明されれば、行政は病原体確定の前にその伝播経路に介入して、さらなる被害の拡大を最小限に止めることができる。これは十九世紀にスノウが創始したやり方、すなわち病原体が未知であってもコレラをおさえたやり方である（第二章参照）。

ポイントは、調査を迅速に開始し結果を迅速に出すことだ。混乱している現場でそれをおこなうためには、調査員に前もっての訓練と経験とが必要である。日本では感染症がなくなり、疫学調査の必要性が認識されて来なかったのだが、一九九六年の堺市O157大規模食中毒事件時の混乱を反省し、九九年にやっとはじまった事業なのだ。

このような事業は世界の二〇ヵ国以上でおこなわれている。すべて二年間の研修事業であり、二年目の研修員が一年生研修員に教えるという、研修をうけながら仕事をおこなうシステム（on-the-job training）をとっている。もっとも歴史が長いのが米CDC（疾病対策センター）のEIS（疫病情報部：Epidemic Intelligence Service）だ。EISはすでに五〇年以上の歴史があり、卒業生が二〇〇〇人以上いる。彼らは米各州衛生部の疫学専門家として働き、あるいはWHOなどの国際機関に勤めており、世界中の疾病発生情報がCDCに集まるようになっている。

一九九一年のソ連邦の崩壊後、世界中で社会の急激な変化が起こり、経済のグローバリゼーションが進行している。その変化が急であればあるほど、新しい発生パターンの病気が起こり、社会の混乱も大きくなる、という事態が発生している。そのようななか、実地疫学研修事業の必要性が高まり、日本がそれを開始したあと、韓国、中国、マレーシアも開始した。

日本人は世界一清潔であると前述したが、そうであるからこそ、このような事業が必要である。そのような場所で突発的な感染症発生が起こると、混乱はより大きなものになるので、日頃からそのような事態にそなえて訓練を積んでおくプロフェッショナルが必要なのだ。

研修員の身分と国際協力

日本の養成事業では研修員に国から給料が出ていない。他国ではこのような事業は、国の安全に寄与するという視点から国家が助成する事業と認識されているが、日本では感染症研究所の事業である。研修員の一部は、保健所、自衛隊、大学からの派遣で、派遣元から給料が出ているのだが、残りの人は自費での研修なのだ。二〇〇三年のSARS流行時、研修員は中国での国際合同調査に参加できなかった（職員は参加した）。身分保障がなく、あきらめざるを得なかったのだ。今後アジアでの現地調査に日本からもっと参加すべきだが、研修員の身分の保障、万が一への補償の仕組みを整えておかなくてはならない。危険な職業への国民の理解と支援が必要である。

毎年の新規研修員の数は三人前後であったのが、〇四年四月の新入生は九人もいて最多だった。これは〇三年のＳＡＲＳ流行で関心が高まったからである。しかし、ほとぼりが冷めると数は減った。重要なのは、少数ではあっても精鋭の実地疫学専門家を恒常的に養成しつづけることだ。そのためには二年間の給料を国が出して魅力あるものにして、たくさんの応募者のなかから優秀な人員を選抜するようにすべきである。外国人枠も設けるべきだ。

〇三年ＳＡＲＳのとき、国は感染症研究所感染症情報（現・疫学）センターに疫学調査の人員六人の定員増を認めた。定員削減の時代に予算年度の途中で人員増を認めたのは異例のことである。疫学調査の重要性が認識されたのだ。ただし、増員は主任研究官としての職で、資格は博士号取得者であり、研修員の指導者となる人員である。もっと若い研修員のための人件費は、認められなかった。

考えてみると、給料を払って二年間仕事と研修をさせる養成事業は、じつに経費効率がよい巧妙な制度である。仮に毎年若い人を一〇人ずつ二年間の研修生として受けいれたとする。

すると毎年二〇人分の給料が必要だが、一〇年で一〇〇人、三〇年で三〇〇人の実地疫学専門家を生みだす。毎年増加していく疫学者のあいだのネットワークが、国民の健康の安全確保にますます大きな役割を担ってくれる。いっぽう養成事業のかわりに二〇人の疫学者を終身雇用したとすると、三〇年たっても疫学者の数は二〇人のままだ。このあいだに給料は上げなくてはならない。しかし三〇年もたてば、彼らも歳をとって頭、脚の動きもにぶる。

この養成システムにはさらに別の利点もある。研修員の数を比較的容易に増やせることである。指導ができる二年目の研修員も自動的に増えるからだ。米国CDCでは毎年七〇人の研修生を世界中から募集していたが、二〇〇一年の炭疽菌《たんそ》バイオテロ事件後に一〇〇人に増やし、現在は七〇〜八〇人になっている。日本では保健所から、二年間は無理だが一年間なら派遣できる、という要望がある。しかし一年間だけの研修生を増やせないのは、その指導者が足りなくなるからだ。保健所の予算では一年間のみの派遣しかできないならば、残りの一年分は国が出すべきである。

日本の実地疫学研修事業を他のアジア諸国のそれと比較すると、その特徴は、病原体を研究している施設（感染症研究所）に所属していることである（これはCDCのEISも同じ）。感染症の原因究明は、最終的には病原体の確認までしなくてはならない。原因不明の病気が多発したとき、まず疫学専門家が全体像を把握して病気の伝播経路を解明し、同時に適切な病原体分離材料を集めて実験室で働く病原体専門家にわたす。疫学と実験室との協働があってはじめて、次におこなう病原体対策が見えてくる。

危険な病原体があるのは日本国内ではなく外国である。日本がまず協力すべき場所はアジア諸国だろう。ここはいま高度経済成長をしており、社会と環境に激変が起こっている。このようなところで新しい疫病が発生する可能性がある。日本の実地疫学専門家がそこへ出かけていって協力できる体制をもっと整備すべきである。近隣諸国と常時連携を保ち、疫学調査に協力するだけでなく、さらに日本の病原体検索技術をアジアで役立たせることが重要だ。それが、世界の安全、そして当然のことながら日本の安全につながることになる。

注

1　Abraham T: *Twenty-first century plague. The story of SARS.* Hong Kong University Press 2004.

2　はげしい咳でウイルスをふくむ飛沫および飛沫核が発生する。

3　「病原微生物検出情報」一九九七年七月号特集記事〈Vero 毒素産生性大腸菌（腸管出血性大腸菌）感染症　一九九六〜一九九七・六〉。一九九六年の堺市食中毒事件では、カイワレ大根からＯ１５７菌は検出されなかった。一九九七年三月に起こった南関東・東海地域のカイワレ大根食中毒事件では、残余のカイワレ大根からＯ１５７菌が検出された。大根の種子が菌で汚染されており、水耕栽培で菌の増幅が起こったと推測されている。
4　「病原微生物検出情報」二〇〇一年六月号、一四〇ページ「レストランチェーン店における腸管出血性大腸菌O157感染事例―神奈川県」
5　「病原微生物検出情報」二〇〇一年十一月号、二九〇ページ「和風キムチを原因食品とする腸管出血性大腸菌O157集団感染事例―埼玉県」
6　「病原微生物検出情報」二〇〇三年六月号、一三二ページ「キュウリの浅漬けが原因と考えられた保育園における腸管出血性大腸菌O157集団感染事例―福岡市」
7　中澤宗生、鮫島俊哉「乾草給餌による牛の腸管出血性大腸菌O157：H7の排菌抑制」感染症学雑誌七七巻、二〇〇三年、六三五ページ。
8　井上栄『感染症の時代』講談社現代新書、二〇〇〇年、一二四ページ。
9　Jackson M: *Allergy. The history of a modern malady.* Reaktion Books, London, 2006.

第四章　世界のなかの感染症

1　新型ウイルスの出現

ウイルス出現パターン

前章までは、先進国での感染症に関する話をしたが、視野を世界全体に広げてみよう。いま地球上では人間の活動が活発になり、人が野生動物と接触する機会が増えている。そのとき動物が保有しているウイルスが人間に病気をもたらすことがある。第一章で述べたように、通常、動物から人へウイルスが来ても、その人から他の人へは広がらない。しかし稀ではあるが、人から人へと伝播する場合がある。それはどういうときに起こるのか、考えてみよう。

ウイルスを保有している動物は病気にならない。だが、長い進化の過程でその動物とウイルスとが共生関係になったのであろう。そして、そのウイルスは、自然宿主であるその野生動物を他の動物からまもる役をはたしているという説がある。その動物の生息域へ侵入しようとする他の動物を病気にさせて自分たちをまもるとの考えである。自然界でウイルスが持続するメカニズムはいくつかあるようだ。ハンタウイルスの場合は、ネズミが出生直後に親の糞尿にふくまれるウイルスに感染し、一生ウイルスを排除しないで排出しつづける持続感染が起こる。

鳥インフルエンザウイルスの場合は、ウイルスは鳥の気道だけでなく腸管でも増殖する。ウイルスは糞中に排出され、水を介してカモの幼鳥から幼鳥へと感染がつながるが、幼鳥での持続感染はない。ウイルスは、冬季シベリアの湖沼の氷のなかで凍結保存される（喜田宏・北海道大学名誉教授）。

人のなかで新しいウイルスがゼロから生まれることはなく、野生動物のなかにいたウイルスが、そのまま人に来るか、またはその遺伝子に変異を起こしてヒトのウイルスに変化するかしたものである。それを伝播様式で四つのパターンに分類してみた（**図表4－1**）。

パターン1は、ユーラシア大陸で腎症候性出血熱を起こすハンタウイルスなどで、野ネズミが保有している。感染した人から他の人へと感染は広がらない。患者の出血は内出血なので、エボラ出血熱のように体外へ出た血液でウイルスが広がるわけではない。ウイルスは患者の尿に排出され、トイレへ行くので他の人へは広がらないのである。パターン2は、一九九八年にマレーシアで起こったニパウイルス脳炎などである。野生動物から来たウイルスが、人間から見れば非衛生な密飼いの家畜（および家禽《かきん》）のなかで広がり、家畜は重症の病気になる。その家畜に接触した人で感染が起こったが、人から人への広がりは起こらない。一九

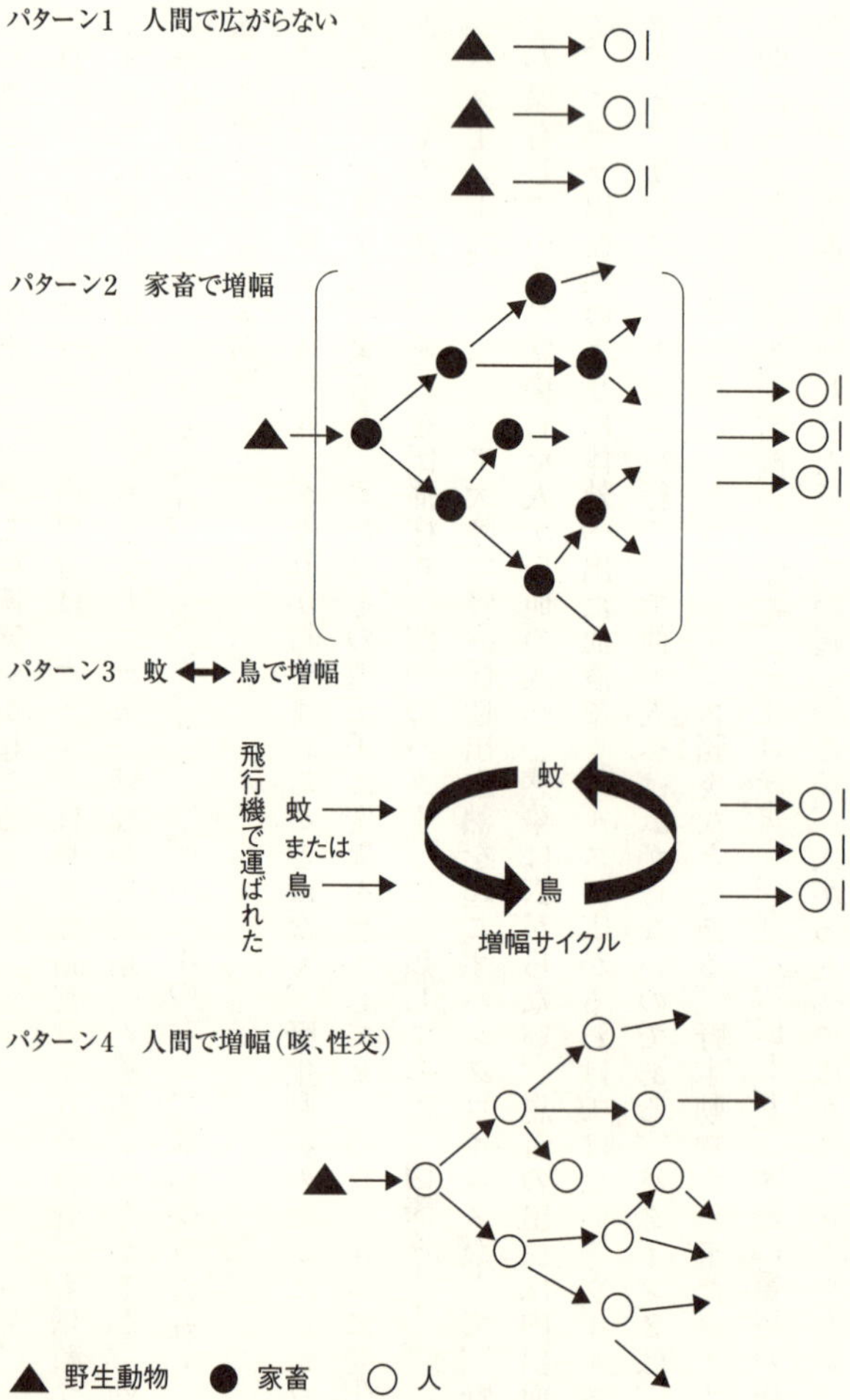

図表4－1　野生動物から人へのウイルスの伝播

九七年の香港、二〇〇三年のオランダ、二〇〇三年以降に東アジアから世界に広がった高病原性鳥インフルエンザウイルスによる感染もこのパターンである。

先進国でも広がるウイルス病

パターン3は、一九九九年に米国に定着した西ナイルウイルスの例である。ウイルスを保有した蚊または鳥が飛行機で中近東から米国へ生きたまま運ばれ、米国内で土着の鳥または蚊にウイルスをうつした、と考えられる。このウイルスは蚊の体内で増殖するが、蚊は病気にならない。このウイルスを保有する蚊が鳥を刺す（吸血する）とき、ウイルスは鳥の体内に入り、増殖し、鳥の血液中に出現する。この鳥を多数の蚊が吸血すると、ウイルスは蚊の体内に入り、そこで増殖する。それらの蚊がさらに多数の鳥を刺すことで、鳥⇅蚊のウイルス増幅サイクルが定着した。ウイルスを保有する蚊に刺された人の一部に脳炎が起こる。人から人へのウイルス伝播は起こらないが、ウイルスを保有する蚊の数が増えると、患者の数も増える。西ナイルウイルスは全米に広がり、二〇〇三年には感染者数は九八六二人、うち死亡者は二六四人にもなった。二〇〇六年は感染者数四二六九人、うち死亡者一七七人であった。

病原体を保有する蚊が熱帯から飛行機で運ばれ、その蚊が空港近くの住民を刺して感染させた例がある。ウイルスでなくマラリア原虫を保有した蚊によってだが、スイスのチューリヒで一九七〇年から七二年にかけて四例、ジュネーブで八九年に五例の熱帯熱マラリアが発生したことが報告されている。これを「空港マラリア」とよぶ。

考えてみると、西ナイルウイルスを保有した蚊が飛行機で運ばれたとして、空港近くの人を刺すよりも飛行場の野鳥を刺してウイルスを広げる可能性のほうが高いだろう。いま日本の国際空港では西ナイルウイルスが入国しないよう、厳重な警戒がなされている。

パターン4は、動物から人へとウイルスがうつり、さらに人間のあいだで次々に感染が広がるものである。感染拡大が起こるのは、①衛生状態の悪い地域のみに限局される場合と、②国境を越えて先進国へ行き、そこでも広がる場合とがある。

①はエボラ出血熱などである。患者の全身で出血傾向を起こす病気である。ウイルスをふくむ血液・体液が食道・胃から体外へ出たり（吐血）、腸管や（下血）、鼻粘膜や（鼻出血）、歯肉から出る。患者は歩ける状態ではないので、体外に出たウイルスは、健康な人の手を介して他の人へと伝播されることになる。アフリカでは、病院の消毒設備が十分でなく、また

葬式で死者に触れる儀式があって、患者でない人の手を介して広がっていった。熱帯の気温は高いので、体外に出たウイルスは比較的速く壊れるだろうが、もし乾燥に強いものであれば、屋内で埃として広がる可能性もある。しかし衛生状態のよい先進国では、このウイルスは広がらない。患者が出血したときは歩けない状態なので、患者自身がウイルスを遠くに運ぶこともなく、患者の排泄物・体液がきちんと処理されている場所では広がらないのである。

ウイルスの進化

ところで、現在あるヒトウイルス病の病原体の多くは、遠い過去に野生動物から人にもたらされたものと考えられている。パターン1の事例は頻繁に起こったが、きわめて稀に、ある一人の感染者のなかでウイルス遺伝子に変異が起こり、その人から他の人へと広がる性質を獲得したのがパターン4である。さらに別の人へと伝播するあいだに遺伝子にさらなる変化が起こり、ヒトのウイルスになった、と考えられる。ヒトのウイルスになったとき、症状は最初の感染者にくらべて軽くなったであろう。軽症になったことで、感染者がウイルスを他の人に運び、感染を広げられる。先に述べたように、患者を殺してしまうウイルスは、自分も生き残れないことになるから、患者を重篤な症状にすることなく生き残っていくのである。

人間が農業をはじめて、野生動物を家畜化したときに、いろいろの動物ウイルスからヒトウイルスへの進化が起こった。たとえば麻疹ウイルスは牛から、鼻風邪ウイルス（ライノウイルス）は馬から来たと考えられている。近い過去の例では、インフルエンザH3亜型（香港型）は野生のカモからアヒル・豚を介して来て、一九六八年に人に大流行が起こった。これらウイルスは、動物から人へ来たときは埃を介してであっただろうが、人から人へと伝播するときには咳による飛沫になるという変化があったはずだ。

エイズウイルス（1型HIV）は数十年前にサル（チンパンジー）から人に来た、といわれている。アフリカでは、サルを食べるところがある。そこにいるサルがHIVに似たウイルスを血液中にもっており、そのウイルスが皮膚の傷から人の血液に入り、その人の体内で増殖し、その人から他の人へ性交でうつったと考えられる。

②の先進国でも広がるウイルスは、清潔さには関係なく伝播できるものだ。それは何かといえば、飛沫でうつるインフルエンザと、性交でうつるエイズに絞られるだろう。これらウイルスの伝播は、どんなに居住環境をよくしてもおさえることができない。それらに関しては、第五、六章でそれぞれくわしく述べよう。

人間特有の伝播およびその遮断

ところで、人体生理学の話になるが、自分の意思で動かす筋肉（随意筋）に指令を与える神経細胞は、大脳皮質の中心前回という部分にある。脳外科医ペンフィールドが調べた、各筋肉に対応する神経細胞の局在を示す（図表4−2a）。ヒトでは、喋るための筋肉と指を動かす筋肉を支配する神経細胞が多いことがわかる。これはサルと大きく異なっているところだ。言葉を使い、手を使う人間の本質がこの部分にも反映されている。

ヒトの体をこの神経細胞の数に比例するように描いたものは、口と手が異様に大きなものになる（図表4−2b）。じつはこの二つは、人間での病原体伝播にも大きな役を果たしているのだ。トイレによって糞尿を介する病原体伝播をなくしてきた人間であるが、人間であるかぎり口と手を動かし、それを介する伝播はなくならない。

もうひとつ、性感染症の伝播も人間特有な性質をもつ。人から人へと直接接触で伝播する感染症は、人間が服を着ることによって減らしてきたが、その例外が性感染症である。また、動物が性行為をするのは生殖のためであるが、人間は快楽のためにもおこなう。D・モリスは『裸のサル』(1)で、人間は性周期と無関係に性交をする、もっとも性的な動物であり、また、

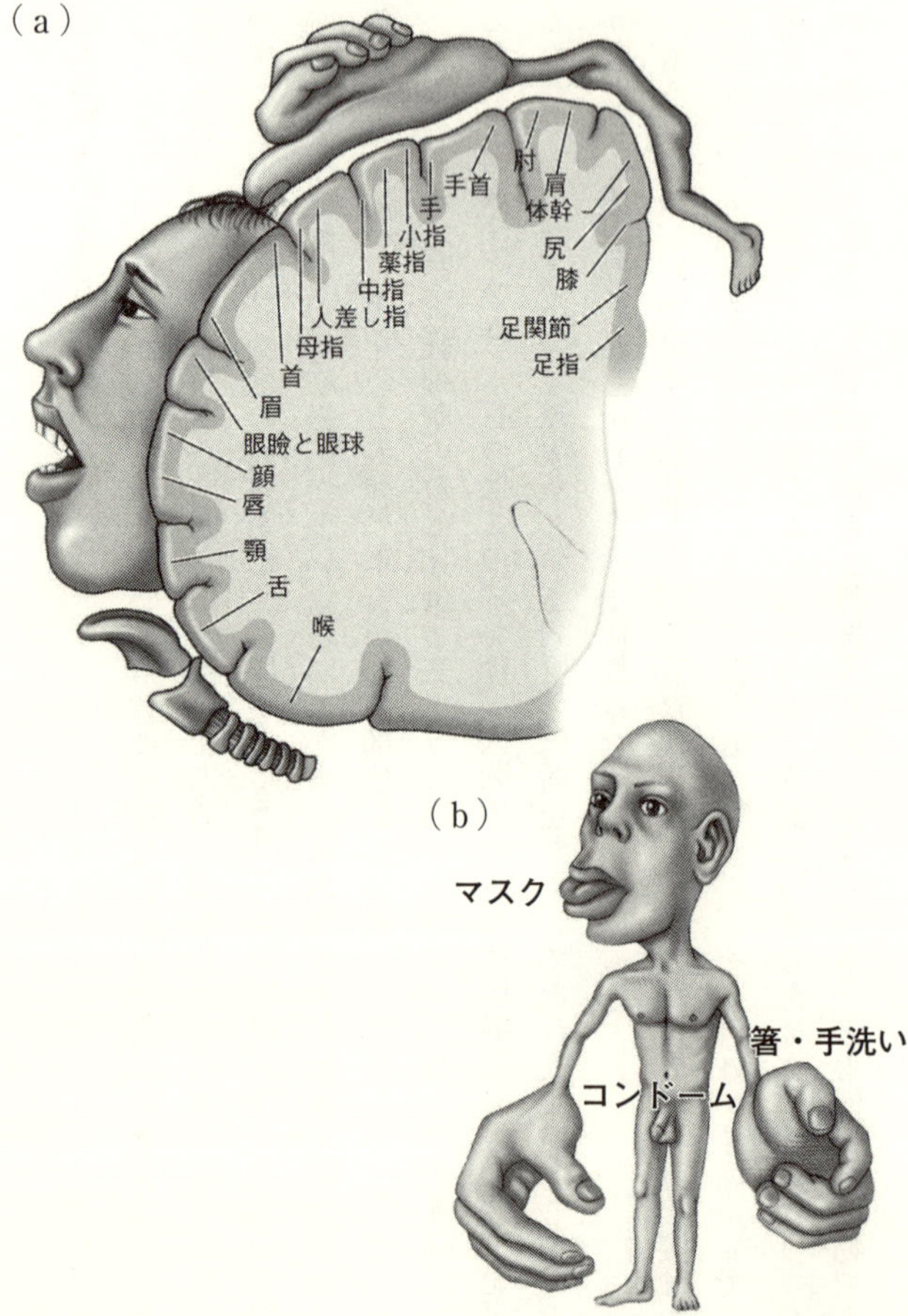

図表4－2　ヒトの特徴
(a)大脳皮質中心前回における随意筋を動かす神経細胞の分布（ペンフィールド，1950年／『ヒューマンボディ』エルゼビア・ジャパンより）
(b)人間特有の伝播経路への介入手段

人間の陰茎は霊長類のなかでいちばん大きいと言う。人間が世界中を動きまわっている現代、性行為を介する病原体は今後もっと広がるだろう。

しかし、口、手、性行為を介しての病原体伝播をおさえる簡単な手段がある。それぞれマスク、箸・手洗い、コンドームである（図表4―2b）。それは、居住環境をさらに清潔にすることでもなく、最先端の科学技術を駆使してつくった薬やワクチンでもなくて、危険な伝染病を避ける行動である。その行動を文明社会での新たな文化にしたらよいだろう。

2　特殊病原体プリオンの伝播経路

非生物病原体

牛海綿状脳症（BSE）は、英国で一九八〇年代に牛のあいだに広がった病気で、牛は脳神経症状で死んだ。脳を解剖して調べると、ウイルス感染で起こるような免疫反応による炎症は起こっていない。神経細胞が海綿状にスカスカになる変性であった。そこで、この名前がつけられた。この病気の特徴は、伝染する病気であるが、その病原体および伝播経路が他の感染症とはまったく異なっていることである。

ＢＳＥの病原体は変性プリオン蛋白である。プリオンは遺伝子をふくまないので、生物には分類されないが、脳には大量の正常プリオン蛋白があり、そこに変性プリオン分子が入ることで、正常プリオン分子を変性させ、さらにその変性プリオン分子がまた正常プリオン分子を変性させる……、このようにして次々に変性分子が増幅し、脳症が起こる、と考えられている。正常プリオン＋変性プリオンの合計量は変わらない。

ＢＳＥで死んだ牛からつくった肉骨粉にはプリオン病原体がふくまれ、それを牛の餌にしたことから、牛のあいだでＢＳＥがネズミ算式に増加した。一九八〇年代後半の英国で一八万頭に発生した。肉骨粉の使用が禁止されて、ＢＳＥの発生は止まった。

問題になったのは一九九六年、英国で牛肉を食べた若い人にヒトのプリオン病（変異型クロイツフェルト・ヤコブ病：ｖＣＪＤ）が発生したことからである。通常のクロイツフェルト・ヤコブ病とは、一年あたり、高齢者一〇〇万人に一人程度の割合で自然発生する脳の病気である。それと似た脳病変をもつ病気が若い人に起こり、その病原体がＢＳＥ牛から来たと考えられ、大問題になったのだ。患者発生は一九九九年がピークで、それ以降は減っている。二〇〇六年五月までの累積患者数は一六一人である。

じつはそれ以前、一九六〇年代にニューギニア高地でクールー病という病気が見つかったが、この病気は死者の脳を食べるという習慣で広がったことがわかっている。究明したのは、一九七六年ノーベル生理学・医学賞を受賞した米国のガイジュセクであった。これもプリオンによる感染症であった。厄介なのは、この病原体が変性蛋白質であることで、蛋白質を変性させる加熱はプリオン病原体の消毒には無効なのだ。あらゆる微生物病原体が破壊される高圧滅菌操作（二気圧一二〇度C）にも壊れず、核酸を壊す紫外線にも安定である。しかしプリオンは有機物であり、燃やせば消滅するので、BSE牛は焼却処分される。この安定性が人々を不安にさせる点である。病原体が目に見えないだけでなく、どんな調理法でも壊れないものが日常の食べ物に入っていたのだ。

では最初のBSE牛にプリオン病原体はどこから来たのだろうか？　それは人から来た、という仮説(2)が出された。一九七〇〜八〇年代、インドから英国に輸入された牛の肉骨粉に、クロイツフェルト・ヤコブ病患者のプリオン病原体が混入していた、というのである。ヒンズー教徒の葬式は火葬で、その灰を川にまく。ガンジス河畔のバラナシでは年間四万件の葬式がおこなわれるが、その焼却は完全でなく、遺体が川に流される。腐敗にも強い変性プリオンが牛の肉骨粉に混入して輸出された、という仮説である。

いまわが国で、特定の国からの輸入牛肉にプリオン病原体がふくまれているのではないかという心配がある。しかし肉骨粉の製造はすでに中止されているので、牛で新たにＢＳＥ病原体が増幅することはない。輸入牛肉を心配するより、日本の食料自給率がカロリー計算では四〇パーセントであることを心配するほうが重要である。

予防原則

また、英国で変異型クロイツフェルト・ヤコブ病ｖＣＪＤが人間に発生したとき、この病気が輸血によって人から人へとうつる可能性も考えられた。薬害エイズの教訓から、英国ではｖＣＪＤで発病した人の血液からつくられた製剤を回収した。日本をふくむ数ヵ国は、英国へ旅行した人からの献血を受け付けないようにした。これは、まだ輸血でｖＣＪＤが伝播するという病原体および疫学の証拠がない時期での措置だった。証拠を得るのには時間がかかる。その結果を待ってから対策を講じたのでは、それまでに病気が広がってしまう可能性がある。証拠がない時点でも対策を講ずるのを予防原則（precautionary principle）とよぶが、最近になってｖＣＪＤの輸血伝播の症例が見つかり、予防原則による対応が評価された(3)。

医療の領域では、一九九〇年代からＥＢＭ（証拠にもとづいた医療：Evidence-Based Medicine）が流行語になっている。生活習慣病などの慢性疾患は、加齢および遺伝・環境の多数の要因（危険因子《リスクファクター》）が組みあわさって発生する「多因子疾患」である。どの因子が重要であるかは、コホート研究という疫学調査で調べるが、その結果つまり証拠《エビデンス》がわかるのは何年もたったあとである。

新型の感染症が出現した場合、その病原体と感染経路がわかるまで時間がかかる場合が多い。薬害エイズがそうだったが、病原体、疫学の証拠が出るまで待つのでは感染が広がってしまう。感染症伝播の要因の数は多因子疾患にくらべると少ないので、対処法の数も少なくてすむ。証拠なしの状況でも、「予防原則」を迅速に適用することが必要であろう。

3　海外旅行者の感染症

若い人の感染症

日本人が外国へ行くと、日本国内にない感染症にかかる。かかるのは若い人に多い。以下、病原体伝播の視点から、外国で感染症を避けるポイントを述べよう。

外国へ出かける日本人は年間約一七〇〇万人もいて、うち五〇〇万人以上は東南アジアへ旅行している。年齢別に見ると二〇代男女が多く、期間は一週間程度というのが一般的だ。

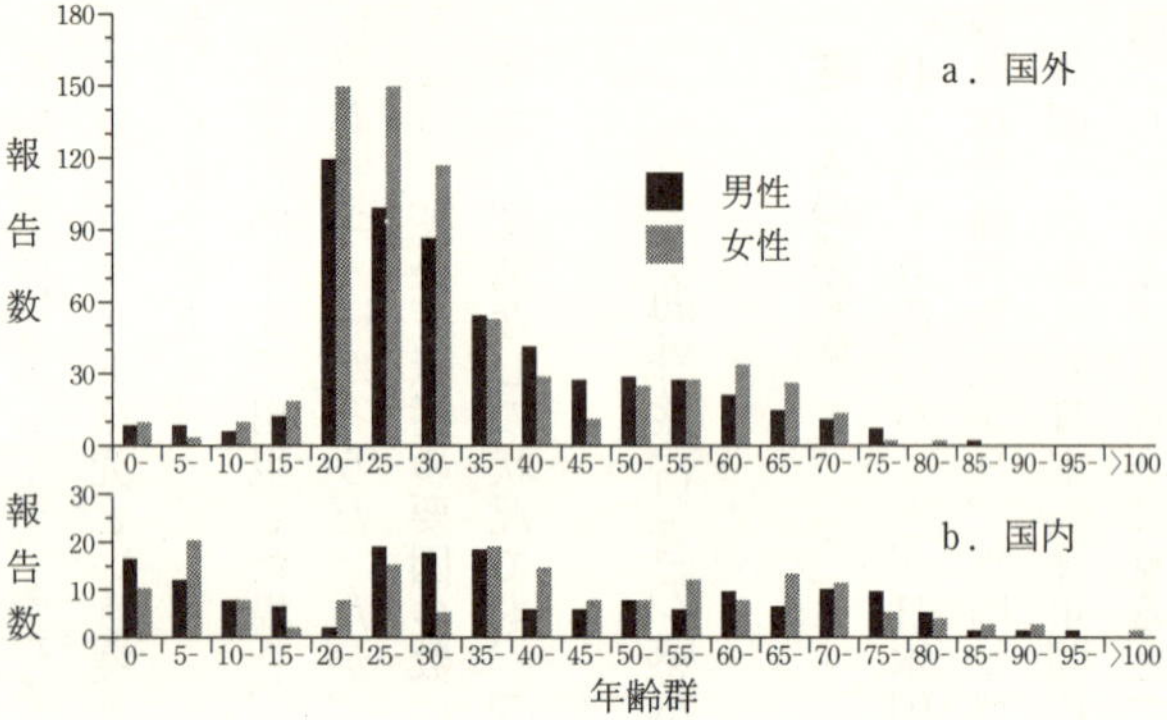

図表4－3　細菌性赤痢患者の推定感染地別・性別年齢分布　2003〜05年（「病原微生物検出情報」2006年3月号）

若い人は、年配者にくらべて安い宿に泊まり、団体旅行を嫌がって単独行動をする傾向があるが、当然いろいろな危険にあう確率は高くなる。したがって、前もって旅行先国の様子を調べ、感染症に関する知識をもっておくことが必要である。検疫所のホームページ（www.forth.go.jp）などが参考になる。

まず、赤痢患者の年齢別分布を見てみよう（**図表4－3**）。赤痢、コレラ、腸チフスは重症の感染症で、「感染症法」で三類感染症に分類され、診断した医師はただちにもよりの保健所に届け出をする義務がある。届け出報告はコンピューター入力され、全国の発生状況は国立感染症研究所感染症疫学センターで監視している。

二〇代の若者が国外で感染していること、男性よりも女性が多いことがわかる。赤痢にかぎらず、海

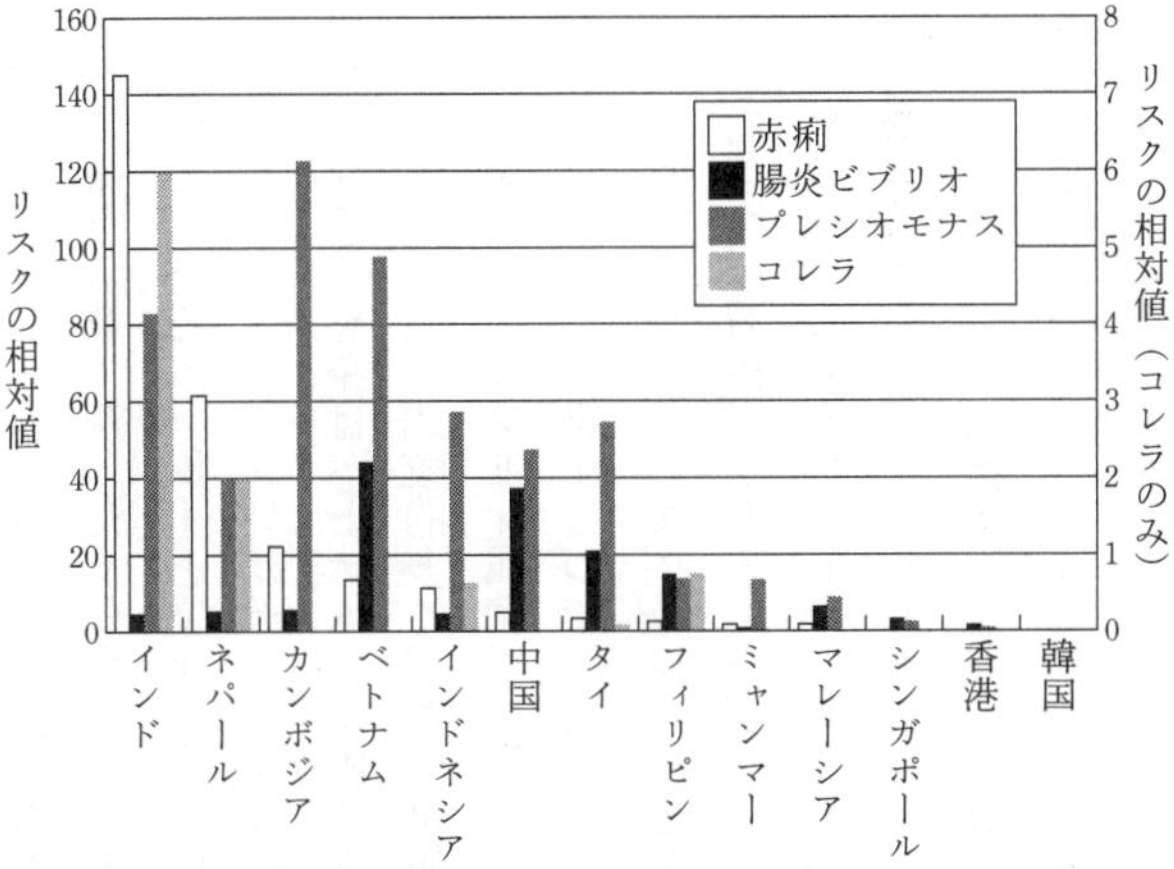

図表4－4　国別・菌種別下痢症発生リスクの比較

外で感染するのは二〇代が多いのだ。日本は清潔であるが、そうでない外国へ行って日本国内と同じ行動をすれば、現地でいろいろな感染症にかかることになる。現在、大学生への健康教育は義務とはなっていないが、その必要性が高まっているだろう。

旅行者下痢症

外国へ行けば、そこでつくられた食べ物を摂ることになる。現地の人は何でもないのに、よそから来た旅行者だけが下痢をする。この旅行者下痢症の主な病原体は細菌、原虫である。

どの国でどんな菌に感染するかを示した（**図表4－4**）。下痢をしている帰国者が成田空港、関西空港の検疫所に申し出ると、下痢便からの細菌の培養をして、原因菌の同定をおこなう。このグラフは、国別・細菌別の分離数をその国への旅行者数で割ったものを示す(4)。国別・菌種別の下痢症発生の相対的なリスクがここからわかるであろう。風土と文化の違いによって、下痢症発生のリスクも異なっている。韓国、香港、マレーシア、シンガポールなどは安全であるが、赤痢、コレラはインド、ネパールで、腸炎ビブリオ感染はベトナム、中国、タイ、フィリピンで起こっている。

旅行者下痢症で比較的多く、かつ重症になるのは腸炎ビブリオ菌によるものだ。この菌はコレラ菌と同じビブリオ属菌で、酸性に弱いという性質が共通である。腸炎ビブリオ菌は海鮮食品を食べて感染するので、当然のことながら海に面した国で多い。いっぽうコレラは人から人へと伝播するので内陸国でも感染する。

旅行者でも胃酸がきちんと分泌されていれば、仮に少量の菌を摂取しても胃で壊れてしまい、感染は起こらない。しかし日本から急に熱帯の国へ行き、汗をかいて水をガブガブ飲めば胃酸は薄められる。また、もともと胃が悪くて胃薬を飲んでいた場合、酸を中和する物質が入っており、さらに強い制酸剤(H2ブロッカー)を飲んでいる場合には、とくにビブリオ属菌感染のリスクが高くなるので注意する必要がある。腸炎ビブリオ菌は魚などの表面につくが、魚の肉のなかにはいない。しかし、小さいエビなどを丸ごと食べるのは、表面につく菌の数も増えるわけで感染のリスクが増す。

これは私事だが、腸炎ビブリオ菌による苦痛を体験した。むかし国際協力事業団（JICA、現・国際協力機構）の専門家として、熱帯の国へ感染症診断の技術指導に何度も行った。下痢には気をつけていたのだが、慣れると気を許すようになる。マニラで蒸しエビを食べたとき、おいしくてお代わりをした。数時間後、はげしい下痢と嘔吐がはじまり、持参した薬を飲んでも吐いてしまい、効果がない。一晩中、七転八倒の苦しみだった。日本ならば救急車をお願いするところだが、外国ではそれもできない場合が多いのだ。帰国後、細菌の専門家を訪れたところ、エビはおいしかったかと訊《き》かれた。加熱を十分にしたエビはおいしくないとのこと。おいしくて安いからと大食いするのはマズイ、が教訓だった。

ついでながら、一九九五年には「バリ島コレラ事件」があった。九四年までのインドネシアからの帰国者のコレラは年間三〇例止まりであったが、九五年は二、三月だけでバリ島旅行者から二五九例が突出して発生した。当時、現地住民でコレラの流行はなく、その年、バリ島帰りのオーストラリア人でコレラになった人はわずか三人だった。なぜか、日本人だけがコレラにかかりやすかった。

なお果物を食べるときは、果物のなかは無菌なので、きれいなナイフで皮をむけば安心し

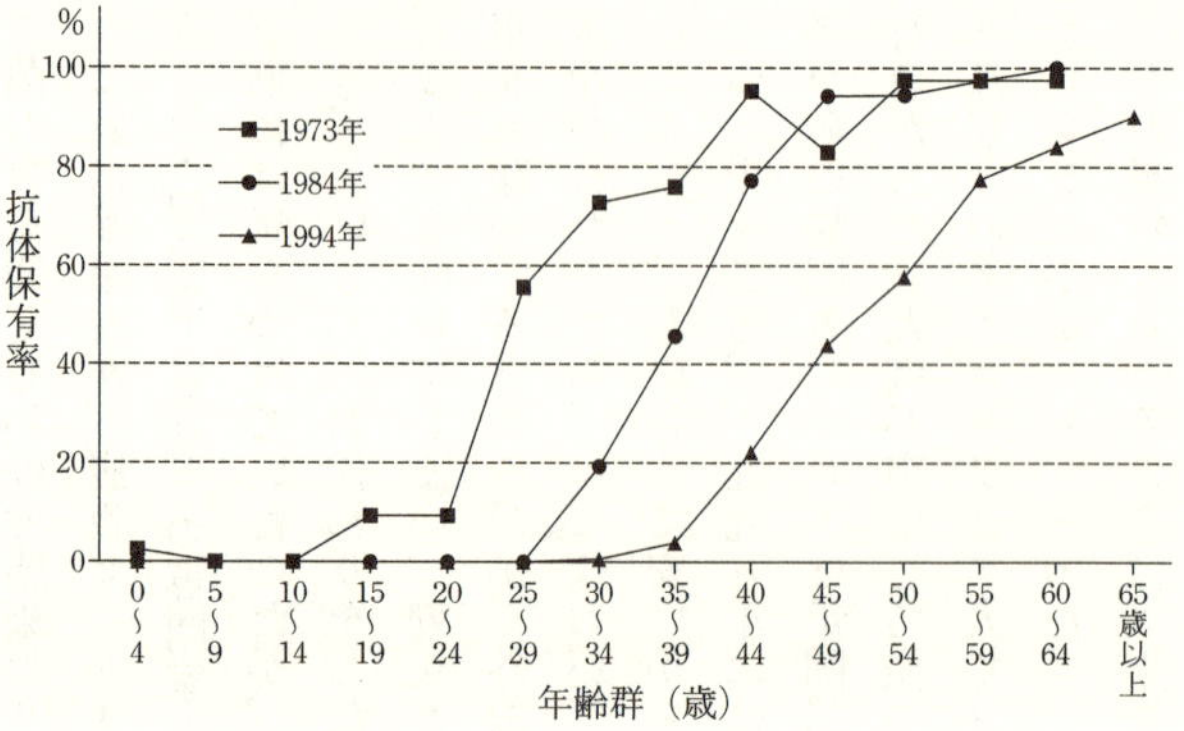

図表4－5　年齢別A型肝炎ウィルス抗体保有状況（「病原微生物検出情報」1997年10月号）

て食べられる。

生水とA型肝炎

A型肝炎ウィルスは糞便から口への経路で人から人へと伝播する。子供のときに感染すると症状が出ないが、大人がはじめて感染すると、黄疸《おうだん》が出て、体がだるい状態がつづく急性肝炎になる。感染は一過性で、治ったあとはそのウィルスに対し人は一生免疫となる。

日本人のA型肝炎ウィルスに対する年齢別抗体保有状況を調べた血清疫学調査（コラム5参照）の結果がある（**図表4－5**）。一九八〇年代では三〇歳以下の人、九〇年代では四〇歳以下の人は、抗体をもっていないことがわかる。二十一世紀以降、二〇〇〇年代の調査はまだないが、五〇歳以下の人は抗体をもっていないと考えられる。このことは、日本では一九五〇年代から水道水の塩素消毒が普及して、A型肝炎ウイルスがいなくなったことを意味している。その後に生まれた人は、免疫をもっていないのだ。

A型肝炎の特徴は、感染してから症状が出るまでの潜伏期が平均一ヵ月と比較的長いことである。国内ではウイルスは消滅したといったが、患者がいったいどこで感染したか、わからないことが多い。外国で感染した、あるいは国内で輸入貝類を食べて感染した、などの可能性がある。診断する医師は、患者が二ヵ月以内に外国にいたことがあるかどうか、貝類を食べたかどうかをしつこく聞く必要がある。

多くの途上国では飲料水は塩素消毒がなされていないことに留意してほしい。A型肝炎ウイルスは水のなかできわめて安定なウイルスなので、生水にはウイルスが入っていると考えるべきだ。生水を飲まないようにする注意が必要である。氷を入れたビールも飲むべきでない。また途上国では、生カキは絶対に食べてはいけない。ウイルスがカキに濃縮されているので、生水よりも感染の危険性は高く、かつ症状も重く、場合によっては劇症肝炎になり、その死亡率は高い。前述のように潜伏期は比較的長いので、帰国後に発症することが多い。この潜伏期中にもウイルスは糞便中に排泄されており、その間に手を介してウイルスが広がることがある。とくに素手で食品をあつかう寿司職人はA型肝炎の感染に注意すべきである。途上国に長期滞在する場合には、前もってA型肝炎のワクチンを注射して免疫をつけておくことが必須である。ワクチンは三回の注射が必要で、出発の最低二ヵ月前から注射を開始しなくてはならない。どこで予防接種をうけられるかは、前記の検疫所ホームページでわかる。

蚊媒介感染症

熱帯の途上国で蚊が媒介する感染症で主なものは、マラリア、デング熱、日本脳炎である。各々の病気の特徴を知っておくと、予防に役立つ。

マラリアはハマダラカが媒介する。夕方涼しくなってから吸血し、そのときマラリア原虫がうつる。マラリア原虫には熱帯熱、三日熱マラリアなどあるが、熱帯熱マラリアがもっとも危険である。日本人マラリア患者はすべて国外感染例だが、赤痢と違って熱帯熱マラリアの罹患年齢の中心はやや高年齢側にある。感染地はアフリカが多いのだが、短期間旅行の学生でなく、仕事で長期滞在する人だろう。熱帯熱マラリアでは、急性の脳症状を早く処置しないと命にかかわる。

熱帯からの帰国者で下痢症状がなく発熱のみの場合がある。このような「不明発熱」の原因としては、マラリア、腸チフス、エボラ出血熱などの可能性がある。早期診断、早期治療が大事で、患者はまず医師・保健所に電話して指示をあおぐ。マラリアだった場合には感染は広がらないが、エボラなら検査時の血液からウイルスが広がる可能性もあるので、医療従事者は患者の血液のあつかいには十分に注意しなくてはならない。

デング熱は、熱帯の農村より都市で広がる伝染病である。なぜかというと、媒介蚊がヒトを好んで吸血するネッタイシマカであり、人が密集して住んでいる都市にいるからだ。熱帯では、皮膚の露出部分が多く、家屋も密閉構造でなく、人は蚊に刺されやすいのだ。したがって、人口の多い都市でデング熱が広がる。

シンガポールは衛生的な都市だが、高層アパートの上層階にもネッタイシマカは棲んでいる。この蚊は、ハマダラカと違い昼に吸血する。いま熱帯でも都市への人口集中が起こっていて、この蚊とデング熱ウイルスとが同時に増幅する条件ができつつある。

デング熱がマラリアと違う点は、急性伝染病であることで、いったん大流行が起こると、次の流行まで患者発生が少ない期間がある。旅行前に、訪問国でのデング熱の流行状況がどうなっているかを調べておけば、心のそなえをすることができる。デング熱は、有効な抗ウイルス剤がなく、ワクチンもまだないが、基本的には自然治癒する病気である。

日本脳炎は、都市でなく稲作地帯で起こる。そこで豚を飼育していれば、媒介蚊は豚を吸血するコガタアカイエカになる。そのような場所に長期滞在するときには、前もってワクチンで免疫をつけておくべきだ。

一般的に、蚊に刺されないようにするには、長袖、長ズボンを着用し、蚊忌避剤としてDEET《ディート》（ジエチルトルアミド：Di-Ethyl-Toluamide）を塗るか、噴霧する。この薬は世界で広く使われている（むかしDETと書かれたが、DEETになった。DETだとdebt〔借金〕と発音されるからだろうか？）。

狂犬病

二〇〇六年十一月、フィリピンで犬に咬まれて帰国した二名が、狂犬病を発症した。一九七〇年にネパール帰りの青年が狂犬病で死亡して以来の輸入症例であった。

狂犬病は犬のウイルス性伝染病である。感染した犬は凶暴になり、他の犬（および人）に咬みつく。ウイルスは唾液に出るので、犬→犬と感染が拡大する。狂犬病が多い地域はアジアで、放し飼いの犬に多く、犬への狂犬病ワクチン接種率が低い国である。近年、中国で急増しているが、高度経済成長でペットを飼う余裕がうまれ犬の数が増えたためと考えられている。狂犬病ウイルスの自然宿主は犬ではなく、コウモリなどらしい。

人が感染した犬に咬まれると、ウイルスは末梢神経から脳へ行く。発症までの期間は、手を咬まれた場合は一、二ヵ月、脚を咬まれた場合は三〜五ヵ月もかかるとのこと。発症したら致死率はほぼ一〇〇パーセント。咬まれる前に接種しておく予防ワクチンが有効であるが、咬まれてから発症までの時間が長いので、咬まれた直後にワクチン接種を開始するやり方がある。これを曝露後接種《ばくろごせっしゅ》という。一八八五年にパスツールが始めた方法だ。手を咬まれるより、脚を咬まれたときのほうが、ワクチンが効く率は高いといわれる。現在、世界全体で年間五万件以上のヒトの狂犬病が発生している。

外国へ行ったら、犬を手でなでようとしてはならない。感染した犬から急に逃げようとすると、追いかけられて咬まれる。向かってきたら、棒切れを使って犬に咬ませてから、犬を蹴とばして追い払う。

最後に。海外旅行で若い人は、なんといってもＨＩＶ感染に注意しなくてはならない。赤痢なら一ヵ月以内の入院ですむが、ＨＩＶ感染は一生の問題になる（第六章を参照）。

コラム5　血清疫学、血清銀行

人がウイルスに感染すると、感染後長期間、血中にそのウイルス粒子蛋白質に対するIgG抗体が持続して存在する（細菌感染の場合には、細菌の非粒子蛋白質に対するIgG抗体の持続は短い）。血液から赤血球と血液凝固を起こしたフィブリン蛋白を除いたものを血清というが、これは冷凍保存できる。住民の血清を収集し、血清中のウイルスに対する抗体の有無、および濃度を測定すると、住民のそのウイルスに対する免疫状況を知ることができる。これを血清疫学調査という。とくに急性全身ウイルス感染を起こすウイルス病に対する免疫状況を調べるのに有用である。

厚生労働省は、国民全体の免疫状況を調べるために「感染症流行予測調査事業」をおこなっている。全国の地域を代表するいくつかの地方衛生研究所が、地域住民の血清を集め（地域・年齢・男女別のみ記録）、共通の方法で抗体価を測定し、国立感染症研究所感染症疫学センターが全国集計をおこない、結果を公表している。

抗体測定に使った残りの血清は感染症研究所の血清銀行へ送られ、零下七〇度Cで冷凍保存される。血清銀行は一九七三年に設立されたもので、現在一〇万本以上の血清が保管されている。最近、採血に協力してくれる人が少なくなり、血清収集がむずかしくなっている。個人情報は記録に残さない。血清収集への国民の理解と協力が期待される。

注

1　D・モリス（日高敏隆訳）『裸のサル』角川文庫、一九九九年。

2　Colchester ACF, Colchester NTH: The origin of bovine spongiform encephalopathy: the human prion disease hypothesis. *Lancet* 366:856, 2005.

3　Wilson K, Ricketts MN: Transfusion transmission of vCJD: a crisis avoided? *Lancet* 364:477, 2004.

4　厚生科学研究費「包括的感染症情報システムの構築に関する研究」（主任研究者、井上栄）一九九九年三月。

第五章　新型インフルエンザ

1　鳥インフルエンザVS人インフルエンザ

鳥インフルエンザウイルス

現在、新型インフルエンザが人にいつ発生するかが大きな話題になっており、各国は発生にそなえる事前対策を実行しはじめている。世界流行を起こすインフルエンザウイルスはA型であるが、そのうちで現在流行しているのはH3亜型（香港型）とH1亜型（ロシア＝旧ソ連型）である。香港型は一九六八年に出現、ロシア型は一九七七年に再出現したウイルスで、それらが出現してから三〇年以上たっている。ぼつぼつ新しい型のインフルエンザが出現するのではないかという心配である。もし、新しい型のウイルスが出現すると、世界中の人は免疫をもっていないので、このグローバル時代、爆発的に地球全体に広がる、と予想されるのだ。

この心配を強めているのが、東アジアで鶏のあいだで流行している高病原性鳥インフルエンザウイルスH5N1である。きわめて病原性が強いそのウイルスが人にも来て広がり、たいへんな数の死亡者を出すのではないかという不安である。

「高病原性鳥インフルエンザ」の別名は「家禽ペスト」であり、人間のペスト（黒死病）のように恐ろしい病気である。鶏は気道のインフルエンザ症状を起こすのではなく、全身の出血で死ぬ。病原体がインフルエンザウイルスの一種であるので、「鳥インフルエンザ」という名がついているだけなのだ。この病気は、人インフルエンザとはまったく別の病気と考えたほうがよいだろう。

高病原性化のメカニズム

インフルエンザウイルスの遺伝子はRNAであって、非常に変異が起こりやすいことが特徴である。ウイルス粒子外側の蛋白質は二種類あって、赤血球凝集素（ヘマグルチニン：H）とノイラミン酸分解酵素（ノイラミニダーゼ：N）とである。Hは一六種類、Nは九種類もあり、これらすべての亜型のウイルスは野生のカモが保有している。ウイルスはカモの腸管で殖えるが、カモは病気にはならない。

インフルエンザウイルスが細胞に入って増殖するには、前もってヘマグルチニン蛋白が特定部位で解裂《かいれつ》されていることが必要である。(1) 解裂されていないと、ウイルス粒子が細胞表面の受容体に特異的に結合して細胞内に取りこまれても、ウイルス遺伝子が粒子から細胞質内へ出て行かないのである。つまり、ウイルス増殖の過程が開始されない。

通常のインフルエンザウイルスでは、気道、腸管内に分泌されているトリプシン様酵素の作用によって蛋白質の解裂が起こり、感染がはじまる。つまり、この酵素が存在する場所（気道、腸管）の細胞のみがウイルスに感染する。鶏の体内の一部の細胞のみの感染なので、鶏の症状は軽く、このウイルスは低病原性ウイルスとよばれる。

しかし低病原性であっても、密飼い鶏舎のなかで鶏から鶏への伝播がつづいている途中に、ウイルス遺伝子に変異が起こり、ヘマグルチニン蛋白の解裂部位に変化が起こると、細胞外でなく細胞内にある酵素によっても解裂が起こるようになることがある。するとウイルスは全身の細胞で増殖できるようになる。そのウイルスに感染した鶏は血管の細胞が壊れ、出血を起こして死ぬが、そのとき大量のウイルスを体外に放出する。そのウイルスは埃として鶏舎全体に広がり、鶏舎内のすべての鶏が感染して死ぬことが起こる。これが高病原性ウイルスだ。このようなことが起こるのは、H５またはH７亜型にかぎられる。

この高病原性鳥インフルエンザウイルスH５N１をふくむ埃を人が吸えば、吸った人全部ではないが、一部の人に全身の感染が起こる。これが東アジアで一九九六年から起こっていることである。二〇〇六年十一月末現在、合計一五〇人余り（二〇一九年まで四五五人）が死んでいる。

では、このウイルスに感染した人から他の人へと次々に感染は広がるのだろうか？　いまのところ、人と人との密な接触での感染例はあるが、ウイルスの効率的な伝播は起こっていない。その理由は、強い咳によるウイルスの散布がないからだろう。このウイルスに感染した人では全身の細胞が破壊されるので、呼吸のための筋肉の働きも弱り、咳も弱いはずである。患者は重症なので、歩きまわってウイルスをまき散らすことはできない。糞尿や口内分泌液には大量のウイルスがふくまれているだろうが、トイレを使い、埃を立てない清潔な人間では、ウイルスは人から人へと伝播しないのである。

人から人へ伝播が起こるのは、気道粘膜で局所感染を起こし、人に咳をさせ飛沫にのって自分をとびださせるようにウイルスが変身したときである。これが新型人インフルエンザ発生のときである。その新型ウイルスは、高病原性のH５N１ウイルスから生ずるものであるとはかぎらず、H２、H４亜型かもしれないし、あるいはH６～16亜型のどれかかもしれない。

人インフルエンザの広がり方

人インフルエンザの特徴とは、①気道での局所感染であり、全身感染を起こす鳥インフルエンザウイルスによる症状よりは軽い、②強い咳で多数の人に感染を広げる、以上の点にある。第一章で述べたように、人間は対面して喋るために飛沫伝播が起こりやすい。生活環境の整備では防ぐことのできない、人間に特徴的な病気といえる。人で出現したインフルエンザウイルスは、人からの飛沫で密飼いの豚、馬にうつり、それら動物のあいだでウイルスが飛沫で広がることがある。

ここで、インフルエンザウイルスの伝染力・伝播力について考えてみる。伝播力が強いとは、一人の患者がたくさんの人に感染を広げることを意味している。ウイルスの株には、RNAの変異によって伝染力が弱いものから強いものまでが存在するだろう。伝染力が強い株ほどたくさんの人を感染させるので、最終的にはそのような株が選択され、主流となって世界中に広がると考えられる。

このウイルスの伝播はどのように起こるのだろうか。健康な人がウイルスをふくむ空気を吸うと、ウイルスは鼻腔の上皮細胞で増殖し、クシャミを起こす。増殖したウイルスは鼻汁にふくまれて下へと流れ、下気道へも広がる。気道で感染が起こると咳が発生し、ウイルスを体外へまき散らす。上気道・下気道の両方でウイルスが増殖することは、インフルエンザが鼻風邪（普通感冒）と大きく異なる点だ。また、咳が強いと飛沫はとぶ距離が長くなり、空中にいる時間も長くなる。すると、とんでいるあいだに飛沫が乾燥して飛沫核になりやすい（図表5－1）。空気中に漂う飛沫核は同室内で離れたところにいる人にも到達し、小さくなった飛沫核粒子はその人の下気道まで吸入される。下気道粘膜にもトリプシン様酵素があり、そこの細胞でもウイルスは増殖できるので、そこからの感染もはじまるだろう（ただし、肺胞にはトリプシンがないのでそこでは増殖しない）。つまり、飛沫＋空気媒介で多数の人に感染を広げる、と考えられるのである。

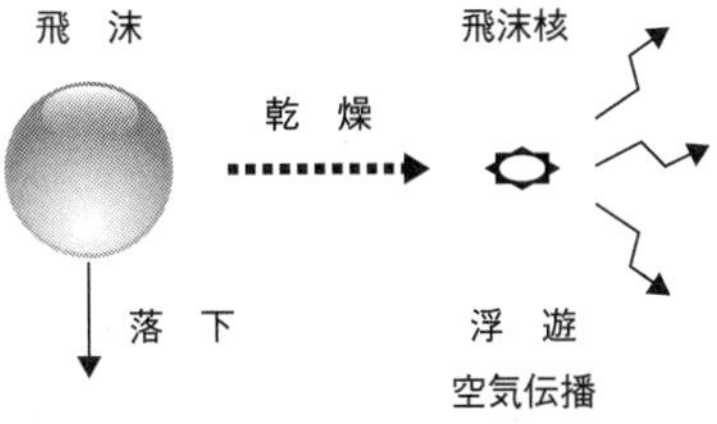

図表5－1　飛沫と飛沫核
飛沫がとぶ距離が長いと飛沫核が生じる.

さらに、インフルエンザが広がるもうひとつの理由は、普通の人は感染しても重症にならないことがあげられる。若い人は肺炎にはならず、咳をしながらも仕事はできる。通勤電車、オフィスでウイルスはどんどん広がっていく。このようにして、世界中で多数の患者が発生すれば、重症になる率が低くても、重症者の数は多くなる。免疫能の落ちた人たち、高齢者では多数の死者が生まれるだろう。ただしこれは、新型ウイルス発生後一、二年以内のことであって、地球上にいったん広がってしまえば、大流行は止まる、と考えられている。その後は、いままでの通常のインフルエンザと同じものになるだろう。

通常のインフルエンザがなぜ毎年流行するかというと、気道のみでの局所感染であるために免疫の持続期間が比較的短いことも、理由のひとつである。さらに、RNA遺伝子の複製時に変異が起こりやすく、粒子外側蛋白質（H、N）の抗原性もすこしずつ変わる。以前の感染でつくられた免疫抗体では、同じ亜型であっても新しい変異株を完全におさえるのはむずかしくなる。こういう理由でインフルエンザでは、一度かかっても何年かすると同じ亜型のウイルスにも再罹患することが起こる。ただし、昔の感染による免疫がまったく無効というわけではなく、その免疫があれば、ウイルスの増殖は少なく、症状も軽くてすむのである。

2 「スペイン風邪」の再来を防ぐ

肺胞でも増殖

いちばん恐れられているのは、一九一八年に世界中で大流行した「スペイン風邪(2)」の再来である。この新型インフルエンザは一九一八年春に米国に出現した。[3] はじめはそれほど重症ではなかったのだが、同年八月に強毒株が出現したといわれる。

通常のインフルエンザで死ぬのは老人で、それは細菌の二次感染での肺炎によることが多い。しかし、スペイン風邪では老人だけでなく、二〇、三〇代の若い人が肺炎で死んだことが特徴的だった。当時、世界中で合計二〇〇〇万〜四〇〇〇万人が死んだと推定されている。

当時、このウイルス（H1N1）が全身の細胞で増殖する性質があったのかどうかはウイルス学者にとって重大な関心事だった。アラスカの永久凍土に「凍結保存」されているスペイン風邪の死者の肺からウイルス遺伝子を取りだして調べた結果によると、それは全身感染を起こすヘマグルチニン蛋白をもっていなかった。つまり、スペイン風邪ウイルスでは全身感染は起こらなかったのだ。

しかし肺胞（**図表5―2**）の細胞では増殖していた。ウイルスが肺胞の細胞で増殖するかどうかは、重症になるかどうかの上で決定的に重要である。前述のように、普通のインフルエンザウイルスは上・下気道粘膜の線毛円柱上皮細胞で増殖するが、肺胞では増殖せず、呼吸困難は起こらない。しかし、スペイン風邪で見られるように、ウイルスが肺胞で広範囲に増殖すると、人体側に強い炎症反応を引き起こし、肺胞に水（滲出液《しんしゅつえき》）が出る。すると、肺

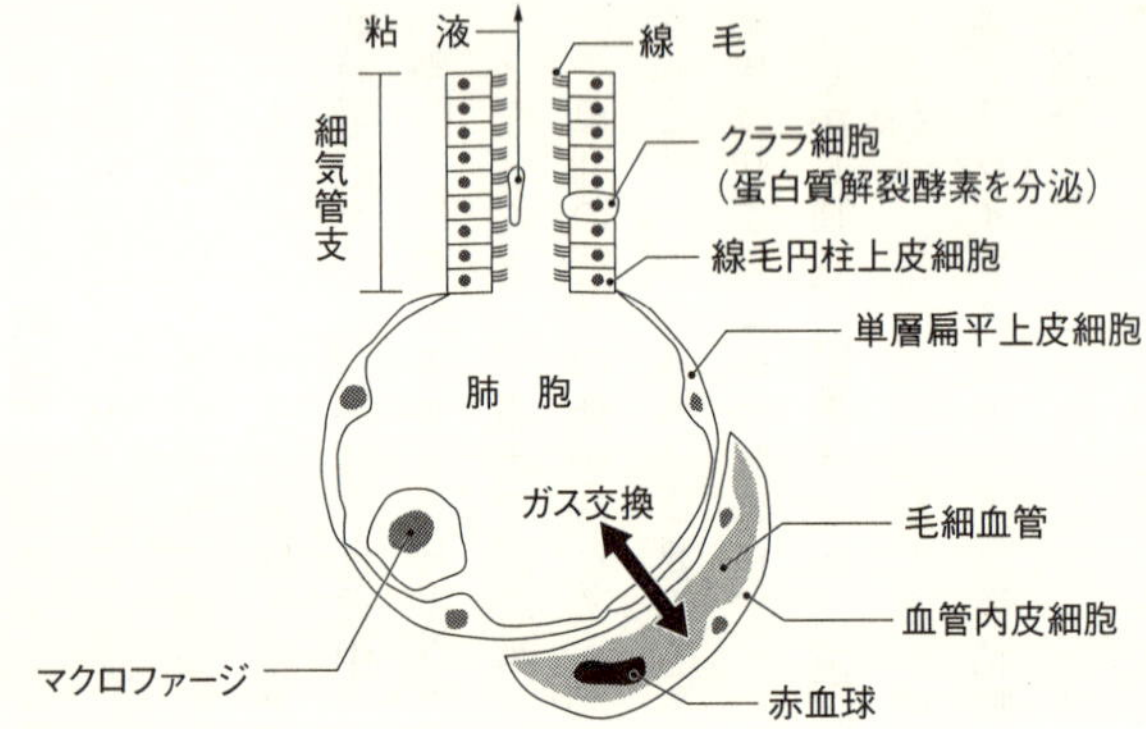

図表５－２　肺胞
呼吸筋の動きによって胸腔が広がると，その内部（各肺胞の外側）は陰圧になる．すると肺胞が受動的に膨らみ，気道から空気が肺胞内に流入し，酸素を供給する．広範囲にわたって肺胞で炎症が起こると，ガス交換が障害され生命がおびやかされる．

は溺《おぼ》れたと同じ状態になってガス交換が不可能になり、全身の細胞へ酸素を供給できず、人は窒息死するのだ。この炎症反応は若い人で強く、これが若い人の死亡率が高かったことの理由と考えられている。

　では、なぜスペイン風邪ウイルスは肺胞で殖えたのか？　最近、スペイン風邪の遺伝子からウイルスが再構築され、それを使ってマウスで実験がなされた[4]。結果は、ウイルスは全身の細胞では殖えなかったが、肺胞の細胞では増殖した。また、培養細胞の培養液にトリプシンをくわえないでもウイルスは増殖した。つまり、スペイン風邪ウイルスは、トリプシンのない肺胞でも殖えたと考えられる。しかし、なぜトリプシンがなくても増殖できるのかは、まだ謎である。

肺胞でウイルスが増殖したとすると、飛沫核（小さな埃）による空気媒介感染の役割もより大きかっただろう。呼吸が苦しくなった患者ははげしい咳をした。強い咳で飛沫核もたくさん発生する。ウイルスをふくむ飛沫核は屋内の離れたところにいた健常者の肺胞にまで吸入され、そこでウイルスが増殖し感染がはじまる。同一屋内にいる多数の人に一気に感染が広がった可能性もある。

当時の悲惨な状況がクロスビーの本[5]に書かれている。若い患者の肺は血液混じりの滲出液で満たされ、この液と空気でできた泡が気管を埋め、死後硬直がはじまると鼻から液がしたたり落ち、死体を包む布地を血の色に染めた。それが乾いてできた埃が舞いあがっての空気媒介感染も起こったであろう。

スペイン風邪の流行は第一次大戦の最中であり、参戦した米国から多数の兵隊がヨーロッパ戦線に送られた。兵隊は、兵舎、輸送船、戦地で密集居住をしていた。銃後の米国では、戦意高揚の集会がひらかれていた。インフルエンザウイルスが伝播するのに絶好の条件があったのだ。

一人のインフルエンザ患者は、何人の患者をつくるだろうか？　この数値を基本再生産数

R_0といい、計算されている。一九五七年に発生したアジア風邪（H2N2）の場合、一・七(6)であり、スペイン風邪のときは二・九(7)と計算された。スペイン風邪のほうが再生産数が大きく、伝播力が強かった。

この伝染力の強さの理由としては、いろいろなことが考えられる。咳が強かった、増殖したウイルス量が多かった、ウイルスが体外環境でより丈夫だった、人々がよりうつしやすい行動をしていた……。このうちのどれかひとつが理由というわけでなく、いくつかの組みあわせで再生産数が大きかった可能性もある。とにかく、スペイン風邪ウイルスが肺胞で増殖したことが、伝播力が強かったこととの大きな理由になっているだろう。

このウイルスは全身感染を起こす「高病原性」ウイルスではないが、肺胞の細胞で増殖し、生命機能をおびやかすことで「強毒」ウイルスである。一九一八年春に新型インフルエンザウイルスとして発生したときには、ウイルスは肺胞で増殖せず弱毒であった。その年の秋に、弱毒から強毒への変化が起こると同時に伝染力も増加したと考えられる。全身感染を起こすウイルスではないために、呼吸筋は侵されずに咳は強く、ウイルスはまき散らされただろう。

では、新型インフルエンザにそなえるのにどんな対策があるか。現在、先進国で実行されている対策は、抗ウイルス剤タミフルの備蓄と、ワクチン開発である。

タミフルはインフルエンザウイルスの増殖をおさえる薬である。ウイルスが感染細胞から細胞外へ放出されるとき、細胞膜上のノイラミン酸を分解して出て行く。そのためにウイルス粒子上にノイラミン酸分解酵素N（ノイラミニダーゼ）がある。この酵素活性を阻害すれば、ひとつの細胞で殖えたウイルスは細胞外へ出られないので、個体全体では感染は阻止されることになる。ノイラミニダーゼはすべての亜型のインフルエンザウイルスがもっているので、それを阻害する物質はあらゆる亜型のウイルスに対し効果がある。このような効果をもつ物質としてタミフルが開発されたのだ。これは低分子で安定な物質なので錠剤として長期保存できる。この薬を備蓄しておき、新型インフルエンザ発生時に患者およびその周囲の人に飲んでもらい、そこからのウイルスの広がりをおさえようというものである。一人分の費用が約二〇〇〇円なので、一〇〇〇万人分の備蓄費用は二〇〇億円になる。

では、ワクチンはどうなっているのか。インフルエンザワクチンは、そのウイルスが出現してから、ウイルスを分離し、そのウイルス株を種《たね》にして殖やしてから、ウイルス粒子を精製し、感染性を不活化してつくる。不活化ワクチンである。これでは流行初期の対策には間にあわない。

現在、H5ウイルスに感染した患者から分離されたウイルス株を使って、ワクチンが試作されている。しかし、将来の新型がH5である保証はない。従来のインフルエンザワクチン製造では、毎年流行株を選んでそれをワクチンの種ウイルスにしているのであるが、それはウイルスに抗原変異が頻繁に起こるので、ワクチンの効果を維持するためにその抗原性も流行株と同じものにしたいからである。仮に新型ウイルスがH5であった場合でも、過去のH5株とは抗原性が変異したものになっている可能性があるので、新たな株を使ってワクチンをつくりなおす必要がある。したがって、新型ワクチンが使えるようになる時期はウイルス出現より半年から一年後になる。

そこで、もし新型インフルエンザが将来でなく、いま発生したらどうするか、という議論がさかんになってきた。タミフル備蓄もワクチンも間にあわない。それらを使わない「非薬剤」の対策として、どんな対策があるのだろうか？ マスク着用、学校・職場閉鎖、集会制限、地域間の人の移動制限などが考えられるが、それぞれの対策の効果、実行可能性はみな異なる。

とにかく新型ウイルス出現前に議論しておく必要性があるということで、民間レベルの会議が二〇〇六年六月にニューヨークのコロンビア大学でひらかれ、私はマスクの研究に関し招待された。会議は、コロンビア大学の公衆衛生学教授スティーヴン・モースが主宰し、スローン財団がスポンサーであった。モース教授は、以前ロックフェラー大学にいたときEmerging virusの概念を最初に提唱した人だ。[8] emergingとは「突然浮上する」という意味であるが、emergency（緊急事態）ともかけてあり、流行した言葉である。日本語でどう訳すか議論があったが、一九九六年の堺市O157食中毒事件のころから「新興」（感染症）が定着した。

会議の出席者は五〇人程度で、公衆衛生関係者が主であったが、米政府の安全保障関係者もいた（そのほかに『カミング・プレイグ――迫りくる病原体の恐怖』[9]などで知られるL・ギャレット、『グレート・インフルエンザ』[10]を著したJ・バリー、分子生物学の揺籃《ようらん》期に「DNAの半保存的複製」という大発見をした分子遺伝学者のM・メセルソンもいた）。

私がいちばん興味を覚えたのは、一九一八年のスペイン風邪の歴史調査のセッションであった。米国ではスペイン風邪当時の状況を調査する研究が進んでいるようであった。過去の歴史を将来の教訓にしようとする姿勢である。米国内で流行を逃れた場所七ヵ所の調査の発表があった。また、都市によって死亡率・罹患率に大きな差があったのだが、その要因は何か？　たとえばニューヨーク市の死亡率はフィラデルフィア市の三分の一であった。セントルイスの罹患率はフィラデルフィアの五分の一であり、それは流行早期に学校閉鎖をしたからとの発表がCDC（米疾病対策センター）からあった。ニューヨーク市で死亡率が低かったのは、そこで実施された検疫のため、という説があった。これに対し、ニューヨーク市では一九一八年春に軽症の（新型）インフルエンザの流行があったので、それによってできた免疫によるのではないか、という議論も出てきた。これに関連して、陸軍でのスペイン風邪の罹患率を調査すると、ある部隊では五〇パーセントであったのに、一九一八年春に軽症のインフルエンザが広がった部隊では数パーセントにしかならなかった、とのJ・バリーの発言があった。今後さらに、スペイン風邪の歴史の発掘が進むことであろう（なお日本の状況に関しては、速水融『日本を襲ったスペイン・インフルエンザ』藤原書店、二〇〇六年、を参照されたい）。

マスクに関する発表では、国民がマスクを使った場合に患者発生流行曲線がどう変わるかを見るコンピューター・シミュレーションの研究があった。非感染者が感染予防のためにマスクをする場合の話である。これに対して私は、咳をする患者にマスクをしてもらい流行をおさえる、という提案をおこなった。

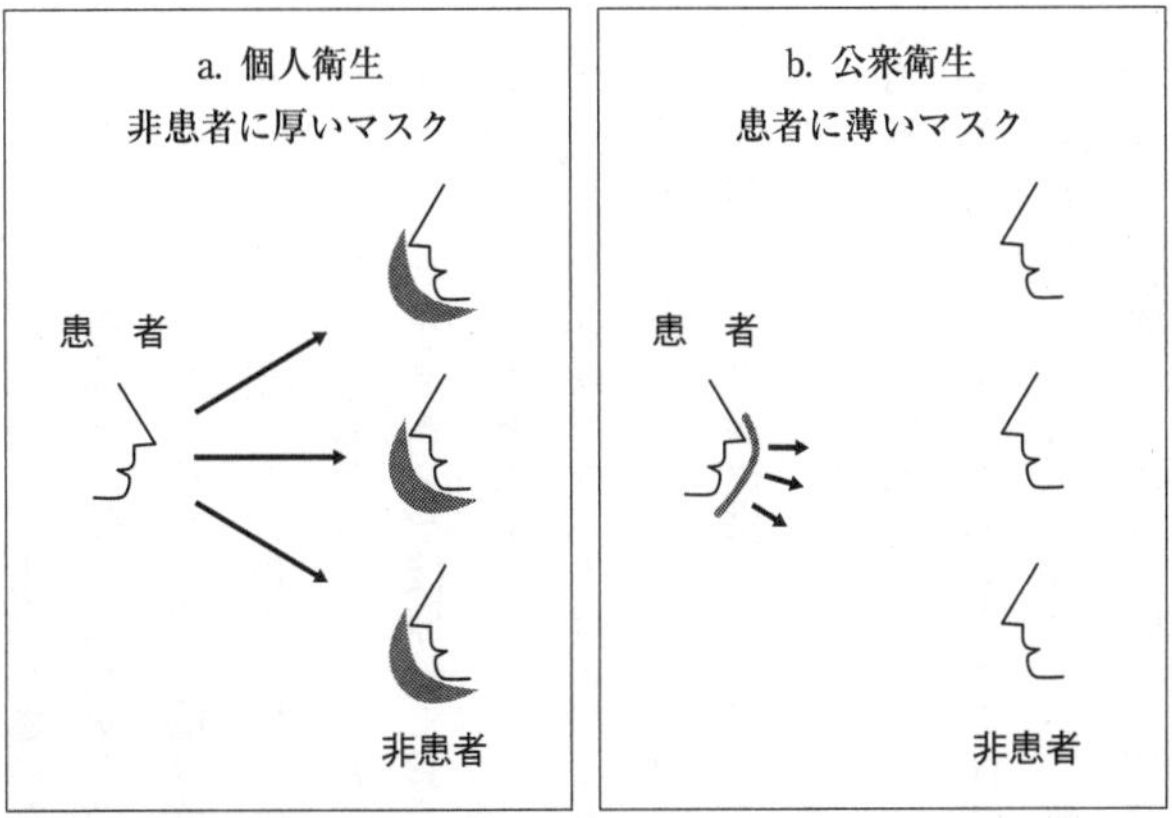

図表5－3　マスク使用の二つの目的

咳患者にマスク

私はこの会議の一年前から、喋るときと咳をするときに口から出る風の速度を測定し、咳風速がマスクで大きく抑制されることを発見していた[11]。私の発表は、次のようなものである。

マスクをインフルエンザウイルス伝播の抑制に使用するときには、非感染者が使うよりも咳患者が使うほうが効率がよい。一人の患者からの飛沫の広がりは、その患者がマスクをすることでおさえられる。いっぽう患者からマスクなしで飛散してしまった飛沫を吸わないようにするには、多数の人がマスクをしなくてはならない(**図表5―3**)。飛沫がとんでいるあいだに乾燥して飛沫核になれば、ウイルスはマスクを素通りする可能性がある。素通りさせないためには、厚くて息苦しくなるN95マスクを使う必要があるが、それを一般国民が使うのには無理があるだろう。

インフルエンザウイルスの伝播経路を考えてみれば、ウイルスが環境中に散布されるのは口からだけであり、それ以外の場所はない。その大元をおさえるのが、患者のマスク使用である。社会全体から見れば、いったん広がったウイルスから身をまもるために抗ウイルス剤を飲むことやワクチンを接種しておくことより、インフルエンザ対策としてはるかに効率がよく、費用がかからない。

では、患者が使うマスクはどのようなものがよいのか？ 患者がマスクをしても治療効果があるわけでなく、患者にとってはメリットがないので、自分で金を出しては買わない。患者に無料のマスクを提供して、使ってもらう必要がある。また、患者の呼吸を苦しくするようなマスクはよくないだろう。なるべく薄いマスクのほうがよいが、それは飛沫通過をおさえるものでなくてはならない。

マスクがウイルスの通過をどの程度おさえるかを調べるには、空気中のウイルス量を測る必要があるが、現時点ではそれが技術的にできない。飛沫の量の測定もむずかしい。そこで、日建設計の杉原義文氏と協同で、超音波風速計を使ってマスクによる咳風速の減弱度を測定

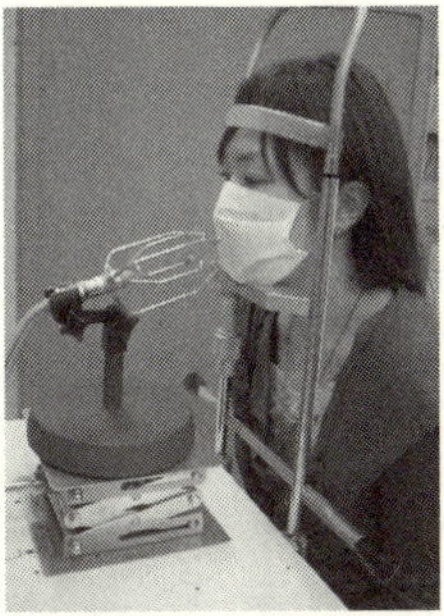

図表５－４　超音波風速計

図表５－５　咳風速の測定
５秒おきに咳をして，その風速を測定した．

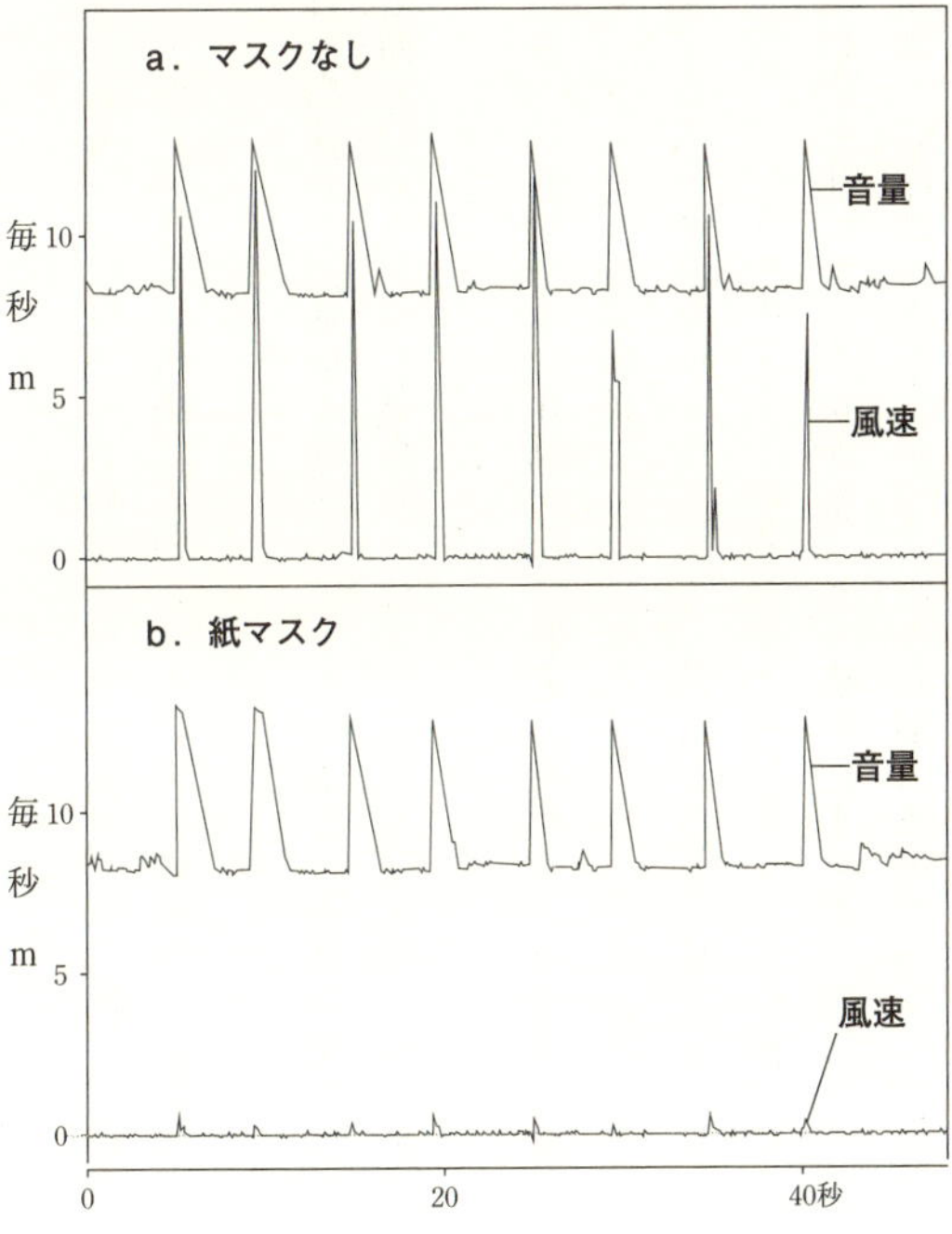

した（図表5―4）。

マスクは三種類を比較した。すなわち、七〇円の一六層ガーゼのマスク、二〇円の不織布マスク（三層）、五円の紙マスク（二層）である。結果は、どのマスクでも風速は一〇分の一以下に減弱した（図表5―5）。

咳風速が低下するということは、飛沫がとぶ速度も低下することであり、飛沫の飛散量が減り、同時に生ずる飛沫核の量も減るだろう。同じ効果ならば、いちばん安くて、かつ患者の呼吸に負担がかからない五円のマスクがよいことになる。

そこで次の提案をしたい。新型インフルエンザ発生時には、政府が無料マスクを国民全員に配る。日本人全部に配布しても、タミフル備蓄費用（一〇〇〇万人分で、二〇〇億円）にくらべてわずか六億円ですむ。咳をする人にそれを使ってもらう（咳をしない人は使わなくてよい）。とくに診療所へいく患者、学校へいく小中学生、通勤電車・飛行機の乗客に協力してもらう。国際線飛行機の乗客には航空会社がマスクを配布する。咳が止まるまで同じマスクを使ってかまわない。マスクが差別の烙印《らくいん》にならないか、という心配は無用だろう。インフルエンザは急性感染症なので、一週間でマスクをはずせるのだ。

伝染病対策として、患者隔離という古典的な対策がある。患者の行動を制限して、患者から出る病原体を社会へ広げないようにする目的である。だが、たくさんの患者が発生したら隔離するスペースの不足が起こる。しかしインフルエンザの患者にマスクをしてもらうことは、隔離と同じ効果をもち、かつ、実行可能な方策なのだ。

さらに、社会全体で咳患者がマスクを使うことには、もうひとつの利点もある。咳が強く強毒なウイルス株の出現を抑制できる可能性があるのだ。新型インフルエンザは将来かならず起こるとしても、それが強毒ウイルスにならないようにすればよい。強毒とは、先に見たように、肺胞でウイルスが殖えることである。咳患者がマスクを使えば、肺胞で増殖し咳が強いウイルス株が出現しても、マスクでそのウイルスは広がりにくくなる。つまり、マスクの使用で強毒株の再生産数R_0は小さくなる。

いっぽう、インフルエンザウイルスのなかには咳をあまり出さない弱毒株（R_0小）も存在するだろう。このようなウイルス株に感染した人はマスクを使わない。前述したように、このような株は強い咳の株（R_0大）に負けて、流行のなかで消滅してしまう。しかし、強い咳のウイルス株の広がりがマスクでおさえられていると、弱毒株は徐々に広がることができる。それが広がって社会全体に免疫ができれば、強毒株は広がらないことになる。こうしてスペイン風邪ウイルスのような邪悪なウイルスの出現を阻止できる可能性があるだろう。このマスク配布は、新型インフルエンザが発生したら迅速におこなうことが肝心である。

コロンビア大学の会議では、この発表はウケた（と思う）。私は冗談として、マスク使用の「小さな」欠点を話した。英語の発音でsip、sit、sickは、p、t、kが閉鎖音なので耳で聞いたら同じ音であるが、表情が違うので顔を見て区別できる（三七ページ）。「マスクは、この表情の違いをマスクする」と言って、笑いが出る……。そして追加した。「だが一週間だけの辛抱」。

新型インフルエンザ発生時にこのマスク戦略がほんとうに有効であるかは、前もって試しておくのがよいだろう。人口規模がほぼ同じくらいのいくつかの地方都市を選んで、通常のインフルエンザシーズンに半数の都市でマスクを配布、他の都市は無配布で、両群でインフルエンザ流行に差があるかどうかを調査する。有効であることが証明されたとして、その経験をしておくことは、実際の新型インフルエンザ発生時におおいに役立つであろう。

注

1　岡田晴恵、田代眞人『感染症とたたかう』岩波新書、二〇〇三年、二七ページ。

2　第一次大戦中であり、このとき英国、フランス、ドイツの新聞はこのインフルエンザのことを報道しなかった。スペインは中立国であったので報道したため、「スペイン風邪」の名がついたといわれる。
3　J・バリー（平澤正夫訳）『グレート・インフルエンザ』共同通信社、二〇〇五年。
4　Tumpey TM et al: Characterization of the reconstructed 1918 Spanish influenza pandemic virus. *Science* 310:77, 2005.
5　A・W・クロスビー（西村秀一訳）『史上最悪のインフルエンザ』みすず書房、二〇〇四年。
6　Longini I, et al: Containing pandemic influenza with antiviral agents. *American Journal of Epidemiology* 159:623, 2004.
7　Mills CE et al: Transmissibility of 1918 pandemic influenza. *Nature* 432:904, 2004.
8　S・モース編（佐藤雅彦訳）『突発出現ウイルス』海鳴社、一九九九年。
9　L・ギャレット（山内一也監訳、大西正夫、野中浩一訳）『カミング・プレイグ』（上・下）河出書房新社、二〇〇〇年。
10　注3を参照。
11　Inouye S et al: Masks for influenza patients; measurement of airflow from the mouth. *Japanese Journal of Infectious Diseases* 59:179, 2006.

第六章　エイズ／性感染症

1　性感染症が女性に増えた

女性の特徴

性感染症とは性行為によって感染する病気のことであるが、その病原体はさまざまである。性感染症は、人と人との直接接触で伝播し、環境の清潔化をいくら進めても、その伝播をおさえることはできない。また、人口集中というよりも人口流動がはげしい社会ほど、より伝播しやすい。

本章では、まず性感染症全体の説明をする。性感染症はほんらい軽症の病気であるが、エイズは例外である。エイズこそ、グローバル時代である現在だからこそ、世界中に広がる、もっとも危険な伝染病である。その伝播を制御できた国はどこにもなく、今後も広がりつづけると考えられる。そこで、エイズの予防について徹底的に考えてみよう。ところで日常会話のなかでは、性器、生殖器のことを話題にすることはタブー視される。しかし本章では、性感染症の伝播を論ずる上で、生殖器の構造に触れざるを得ないことをお断わりしておく。

むかし「Venus《ビーナス》の病気」（VD：venereal disease）または花柳《かりゅう》病という病気があった。VD

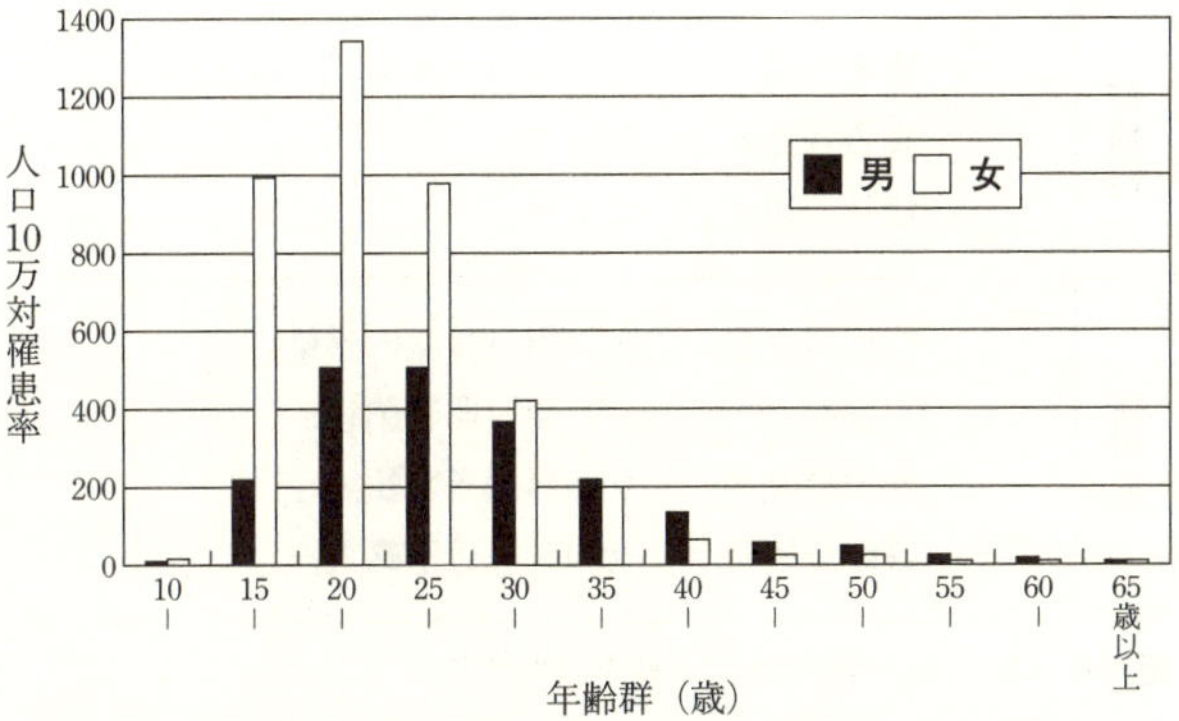

図表6－1　性器クラミジア感染症年齢別罹患率（熊本悦明ら，日本性感染症学会誌12巻32ページ，2001年）

は、梅毒の流行した十六世紀につくられたフランス起源の言葉だ。売春婦《ビーナス》と、売春婦から感染した男とがかかる病気だった。二十世紀後半になって、「性感染症」（STD：sexually transmitted disease）が取って代わった。普通の場所で、普通の男女がかかる病気になったからである。

近年は、男性よりもむしろ女性患者が多くなってきた。年齢別クラミジア感染症罹患率の調査結果（**図表6－1**）から、一〇代後半、二〇代前半では女性が男性の約三倍になっていることがわかる。英国のデータを見ても同様であり、一九九五年から二〇〇四年までの一〇年間にクラミジア感染報告数は二・二倍になり、一〇代後半の女性の罹患率が最高になっている。

では、なぜ男性より女性のほうがかかりやすいの

伝播性	感染し易さ	女＞男（クラミジアなど）
	感染させ易さ	女≒男
	症状の出易さ	女＜男
合併症	内性器疾患	女＞男（骨盤内感染）
	不妊症	女＞男（卵管閉鎖）
	性器癌発生	女＞男（子宮頸癌）
	妊娠分娩時	女のみ（母子感染）

図表6－2　性感染症における性差（川名尚）

か？　それは男女の生殖器構造の違いから説明できる。クラミジアや淋《りん》菌が感染増殖する場所は男では尿道である。痛みがあるのですぐ医者へいって治療をうける。いっぽう女では膣《ちつ》から子宮、さらに卵管、卵巣、骨盤内までと感染が起こる範囲が広く、男と違って病原体は尿で洗い流されないので体の奥まで感染が起こりやすい。また症状も出にくいので治療が遅れる。症状がなければそれでいいのではないかと思えるが、不妊などの合併症・後遺症が起こり、しかも新生児への感染も起こるのが女性の特徴である（**図表6－2**）。

　ではなぜ最近になって、女性の性感染症が問題となったのか？　それは性行動が男女平等になったからであろう。日本では九〇年代なかばから、一〇代の性行動が活発化、若年化、男女平等化した。東京都幼稚園小中高心障性教育研究会が三年おきに実施する調査によれば、高校三年女子の性交経験累積率は一九九六年以来男子を上回り、二〇〇二年で男子三七・三パーセントに対し女子四五・六パーセントになった。二〇〇五年では、男子三五・七パーセントに対し、女子四四・三パーセントであった。性交が増えれば、性感染症だけでなく妊娠も増える。厚生労働省の母体保護統計によれば、一〇代の人工妊娠中絶数は一九九五年から増えはじめ二〇〇〇年にピークとなり、その後、横ばいとなっている。若い女性では、性感染症と妊娠中絶に苦しみ悩む人が少なくないだろう。

　近代工業社会では女性の性欲は抑制されてきた。その最大の理由は梅毒の蔓延をおさえることであった、と私は考えている[1]。農村から都市への人口移動、都市内での人口流動で梅毒は広がった。治療薬も予防ワクチンもなく、環境衛生の整備でも制御できない梅毒の流行に対処するには、性欲の抑制しかなかった。一夫一婦制のもと、社会は婚前・婚外の性交渉を非道徳とした。

　しかし、男性に買春を認めながら、女性のみに「道徳、純潔」教育をおこない、一般女性へ性の抑制を課すのは不公平である。ペニシリンの発見により梅毒への恐怖が減り、そしてコンドームが普及していなかった欧米では、一九六〇年代から経口避妊薬（ピル）により妊娠を制御することができるようになり、女性は性の自由を獲得した。そのとき避妊は女性が負担した。

いっぽう工業化されていない地域では、性の抑制はもともとなかった。ほんらい性はおおらかなものだ。性欲は本能のひとつであり、性器は生殖器 genital（gen＝生む）ともいうように、生殖のために性欲がある。性のほんらいの目的は生殖であり、性交にともなう快楽は生殖のための報酬であった。人口流動がなく（そこでは梅毒流行の恐怖がなかった）、そして人口抑制が必要でない社会では、性欲を抑制する必要もなかった。男尊女卑の社会ではあっても、女性の性は抑制されていなかった。しかし人口流動がさかんにおこなわれる現代にあっては、アフリカ、アジアの一部の性抑制がなかった社会にエイズがとくに蔓延することになった。そこでは、エイズの負担も男性よりも女性に大きい。今後はそれらの社会でも、性行動は変わっていくだろう。

性感染症の種類

性感染症の種類はたくさんあるが、ここでは主なものに絞って簡単に説明する（**図表6—3**）。性感染症の病原体に、その構造上の共通点はない。あるのは、体外で病原体がすぐに失活することである。だからこそ性交という直接接触でしか伝播しないのだ（例外はクラミ

疾患名	感染様式	性器病変	発病までの期間	病原体	コンドーム有効性
エイズ	慢性全身→免疫不全	無	約10年	ウイルス	++
子宮頸癌	慢性局所→発癌	有	10〜40年	ウイルス	+
B型肝炎	急性肝炎→慢性肝炎	無		ウイルス	++
梅毒	慢性全身	有		細菌	++
淋菌感染症	急性局所	有		細菌	+
クラミジア感染症	急性局所	有		細菌	+
性器ヘルペス	急性局所→潜伏・再発	有		ウイルス	+

図表6－3　主な性感染症
網をかけた4つの疾患は重症になる性感染症．膣－陰茎の接触のみでうつる疾患をコンドーム有効性++としてある．

ジアとヒトパピローマウイルスで、これら病原体は体外でも安定なので、手を介する感染もありうる)。

性交でしか伝播しないことは、一回の接触で他の一人にしかうつらないことである。病原体から見て、同時に多数の人にうつって自分の子孫を多数残すということはない。他の宿主を見つける前に今の宿主の免疫系によって殺されてしまえば、その病原体にとってお家断絶になる。種《しゅ》として存続するためには、今の宿主と長期共生するようにして、いつかの性交時に別の宿主にうつるのを待つほかない。それゆえ、性感染症病原体には持続感染を起こすものが多く、性感染症の大多数は生命をおびやかすものではない。ところがエイズはその例外である。全身慢性持続感染、高致死率、予防ワクチン・根治療法がない、などという恐ろしい性質をもっている。そのエイズは次節でくわしく説明するとして、それ以外のものについて以下に簡単に述べておく。

・**梅毒**……ペニシリンが発見されるまで梅毒は恐ろしい伝染病だった。性器局所だけでなく、皮膚、脳・脊髄《せきずい》、骨、大血管にも慢性感染を起こす。コロンブスがアメリカ大陸に到達したあとの大航海時代、国境を越える経済拡張のなかで梅毒は世界中に広がった。しかし梅毒が兵隊・労働者の健康に悪影響を与え国家の問題になるのは、工業化社会になってからであり、日本では明治維新以降だ。幸いなことに、ペニシリンに対する耐性株はまだ出現しておらず、それはなお有効である。

・**B型肝炎**……B型肝炎ウイルスがウイルス保有者《キャリアー》の母から児へと感染すると、一生の持続感染となる。新生児への感染は、児にワクチンを接種することで予防でき、現在、母児感染は減ってきている。成人が性交で感染した場合は、通常、急性の一過性感染で終わり、治癒する。感染者の約一パーセントが重症の劇症肝炎となる。

ところが最近、持続感染を起こす欧米型のウイルスが増えてきた[2]。このようなウイルスでは他の人へうつす期間も長くなるので、再生産数R_0（一四九ページ）も大となり、今後このウイルスが広がっていくと予想される。つまり、母児感染が減っても、性感染でB型肝炎ウイルスが生き残っていく傾向にある。しかも持続感染によって将来肝癌が発生する可能性も出てくる（二〇一六年からB型肝炎ワクチンがすべてのゼロ歳児に接種されるようになった)。

・**性器ヘルペス**……単純ヘルペスウイルス2型によって起ることが多い。思春期以降の性交で感染し、性器に浅い潰瘍《かいよう》をつくる。ウイルスはそこから神経をつたわって仙髄《せんずい》後根《こうこん》神経節へいき、そこで潜伏する。体調の悪いときなどに、潜伏していたウイルスが殖え、神経を逆方向につたわって性器にきて、そこに疱疹、潰瘍をつくる。これが再発である。

いっぽう1型ウイルスは、幼児期に子供同士で飛沫や接触で感染し口内炎などを起こす。このウイルスは脳の三叉《さんさ》神経節にずっと潜伏しているが、再発時には口唇部に疱疹をつくる。人が子供のとき1型に感染していると、1型に対する免疫ができる。その人が大人になって2型に感染すると、1型に対する免疫が2型ウイルスにも働き、2型感染時の症状は軽くすむ。しかし1型に感染していないと、2型感染時の症状は強く、かつそのあとの再発の頻度も高い。命に別状はないが、苦痛は大きい。

治療としてアシクロビルという薬が使われる。この薬は細胞のDNA合成はおさえないで、ヘルペスウイルスのDNA合成のみをおさえる。症状を軽くするが、細胞核内に潜伏したウイルスDNAの排除はできず、再発は防げない。

先進国では、衛生状態がよくなっただけでなく、少子化が進み、さらに子供の行動も変わり子供同士の接触が少なくなった。それにともなって幼児期の感染が減って1型ウイルスの伝播が減り、大人になってはじめて2型に感染する例が増えている。

なお、ヘルペスとはもともと水痘ウイルスによって起こる帯状疱疹を指した。herpesとは「這《は》う」という意味である。子供のとき水痘に罹患したあと、そのウイルスは脊髄後根神経節に潜伏する。宿主の免疫力が衰えた老年になってウイルスが活性化して、肋《ろっ》間《かん》神経に沿って皮膚に帯状に疱疹が這うように出現する様をあらわした。このつらなった疱疹に対し、疱疹が一個、または複数個がまとまって出現するのを単純疱疹とよぶ。その病原体が単純ヘルペスウイルスである。

・**伝染性単核症**……この病気は性感染症ではないが、最近高校生から大学生の年齢の若い人がかかるようになった。女性のほうが、男性より多いようだ。ウイルスは唾液にふくまれており、キス、まわし飲みでうつる。

病原体はヘルペスウイルス科に属するEBウイルスで、ウイルスの発見者Epsteinと彼の助手Barrの頭文字から名前が来た。子供が感染しても症状はなく、持続感染が起こり、唾液にウイルスをずっと排出しつづける。むかしは三歳くらいまでにほとんどの子供はこのウイルスに感染していたが、いまは単純ヘルペスウイルスと同様に、思春期になってから感染する例が増えてきた。そのとき伝染性単核症という病気になる。

症状は、発熱、首のリンパ腺の腫れ、喉の痛みなどで普通の風邪に似るが、強い疲労感がつづき、回復まで三、四週間かかる。単なる風邪と思って無理すると身体によくない。治療薬はない。若い人は、こういう病気があることを知っておき、普通の風邪でなさそうなときには無理をしないことだ。

・子宮頸癌《けいがん》……子宮頸癌は、ヒト乳頭腫《パピローマ》ウイルス（HPV）によって女性の子宮頸部に発生するが、男の陰茎癌よりもはるかに多い。なぜか？

男ではHPVは陰茎表面の細胞に感染するが、その細胞で増殖したウイルスはまわりの細胞へうつりにくい。いっぽう女性ではウイルスは膣内にたまって、より多くの細胞に感染する。

癌は一個の細胞から発生する。HPVだけで癌化するのでなく、他の発癌物質との協働作用で癌がHPV感染後一〇～四〇年たって発生するのだが、HPV感染細胞が多いほど一人あたりの癌発生率は高くなる。したがって感染細胞の多い女性のほうがHPVによる癌が多いことになる。

ＨＰＶの伝播にいちばん関与しているのは性交であるが、子宮頸癌の罹患率および死亡率はいままで徐々に低下していた。風呂・シャワーの普及も効果があったことが考えられる。性交だけでなく、手を介するＨＰＶの伝播もあった可能性があるだろう。しかし最近は、若年成人女性での罹患率・死亡率が上昇している。欧米ではもっと前から増加している。これは性行動の若年化によるものと考えられる。二〇〇六年九月、癌学会での国立がんセンター祖父江友孝氏の発表によると、癌罹患率（発生率）は平均すれば男のほうが女より高いのであるが、三〇代前半では女性のほうが高く、男性の二・五倍という。これは若い女性で、乳癌と子宮頸癌とが近年急増しているためである。こうした状況から、わが国では二〇〇四年、子宮頸癌検診の対象者は、従来の三〇歳以上から二〇歳以上に引き下げられた。

子宮頸癌は、クラミジア・淋菌感染症と違って命にかかわる病気であり、今後その予防の必要性が強まると考えられる。そこで欧米の製薬会社が、ＨＰＶ感染予防に役立つワクチンを最近開発した。ＨＰＶの遺伝子型は一〇〇種類以上あるが、子宮頸癌を起こすのは16・18型が多く、これらの型を主にふくむ予防ワクチンである。ＨＰＶ感染前のワクチン接種は予防に有効であるが、感染後にワクチン接種しても無効である（日本では二〇一〇年に一〇代女性を対象にワクチン接種が始まったが、副作用の議論が出たため、二〇二〇年現在、接種率は低いままである）。

2　エイズの特徴

伝播様式

エイズの最大の特徴は、ウイルスが宿主の免疫能を破壊し、免疫不全状態をつくることである。正式名称は後天性免疫不全症候群（AIDS：acquired immune deficiency syndrome）であり、その病原体はヒト免疫不全ウイルス（HIV：human immunodeficiency virus）とよばれる。免疫不全になることによって、HIVのさらなる増殖を許すだけでなく、HIVとは直接関係のない病原体の増殖までも許す。人間の防御能を壊す新型のウイルスである。

人から人へのウイルスの伝播経路は、性交、血液、母から児への三通りある。HIVが増殖する細胞は、免疫系で中枢の役をするTリンパ球で、ウイルスの増殖でリンパ球は破壊される。しかしリンパ球は次々と新たにつくられ補給され、それがさらにHIVに感染する。最終的に身体がTリンパ球を補給できなくなったとき免疫不全の状態になる。この状態になるまでは平均約一〇年かかるが、この期間を潜伏期とよぶ。

この期間は、感染者には性器の症状のみならず他の症状もないので、感染者本人は感染を自覚しない。この期間に他の人に性交でウイルスをうつす。いっぽうエイズ症状が出たときは、患者は血液中にＨＩＶを大量に保有するが、全身症状が悪化するので逆に性交でウイルスを伝播しにくい、といえよう。

ＳＡＲＳのときには、肺炎症状をもつ患者を隔離することによって流行を終息させることができた。しかし無症状のＨＩＶ感染者を隔離することは不可能であり、ＨＩＶは社会のなかで気づかれずに、ゆっくりと広がりつづける。エイズ症状をもつ患者が増えて気づき、それから対策をしても遅いのだ。

人体にはさまざまな種類の微生物が共存しているが、人体側の免疫力が落ちると、平素は何も病気を起こしていないウイルス、細菌、カビなどの微生物が増殖しはじめ、病気を起こすようになる。すでに見たように、このような病気を日和見感染症とよぶが、エイズでは、日和見病原体の種類と増殖部位によって、さまざまな症状があらわれる。すなわち肺炎、腸炎、脳炎、網膜炎、皮膚癌などが起こるのである。

エイズ患者が日和見病原体でない強毒の病原体、たとえば結核菌に感染すると、菌は大量に増殖するので、それを他の人にうつす確率も大きくなる。したがってエイズ患者は社会に結核を広げる役もするが、これが現在、アフリカで問題になっている。

以前は、エイズ（免疫不全）の状態になると患者は一年以内に死亡していた。近年、多種類の抗ＨＩＶ薬が開発され、複数の薬を併用してウィルス増殖をおさえる療法（カクテル療法）が使われるようになって、先進国でエイズの死亡率が低下した。ただし、この療法でウィルスの増殖はおさえられるが、ウィルスＲＮＡがＤＮＡとなって細胞内ＤＮＡに取りこまれたウィルス遺伝子は除去することができない。免疫不全への進行を止めることはできるようになったが、薬は生涯飲まなくてはならない。

世界の状況

二〇〇五年末、エイズによる累積死亡者は二五〇〇万人、ＨＩＶに感染しながら生きている人（無症状感染者＋エイズ患者）は四〇〇〇万人弱と推定されている（二〇一八年、三七九〇万人）。サハラ以南のアフリカがその約七割を占めるが、そこでは感染経路は異性間性接触が大部分で、女性が男性より多いのが特徴である。総感染者のうち女性が約六割を占め、一〇代にかぎると女子では男子の二・五倍も感染している。アジア、東欧ではいまＨＩＶ感染者が急増中である。そこでは麻薬静脈注射による感染が多い。

欧米諸国では抗HIVカクテル療法の普及によって、新規エイズ患者発生数は減少した。それを見て、先進国でエイズ患者が増えているのは日本だけだ、といわれる。しかしこれは、他の先進国ではエイズは解決されたという印象を与える間違った言い方である。

欧米諸国では、新規HIV感染者（無症状）の発生は、二十一世紀に入ってむしろ増加している。米国では二〇〇一年での推定累積感染者数は一三〇万人で、うち五〇万人弱が死亡している。新規感染者は、九〇年代は年間四万人で横ばいと推定されていたが、二〇〇一年からそれが増加に転じた。他の欧米諸国でも二十一世紀に入って新規感染者数は増加している。カクテル療法がエイズ発症を防いだことで安心感が生まれ、若い人での感染者が増えたようだ。今後、高費用のカクテル療法をうける感染者が蓄積していくので、社会の負担は増加する。

日本では、新規エイズ発症者、新規HIV感染者ともに毎年増加している。公表されているHIV感染者数は、血液検査をしてHIV陽性であった人の数である。二〇〜三〇代では男性同性愛者が全感染者のなかで約八割を占めるが、それらの人たちはHIV感染に注意をしており、積極的に検査をうける人が多い、という理由もあるだろう。これに対し、異性愛者では感染を意識する人は少なく、積極的に検査をうける人の割合は少ないだろう。HIV陽性報告数の背景には感染に気づいていない異性愛感染者が多数いると考えられるが、その実数がどれくらいかはわかっていない。しかし、その数が毎年増加しているのは間違いないことである。

日本の特徴は、①麻薬静注者間での感染がない、②性接触による感染も他国に比較して少ないことだ。いまのところ、日本の新規HIV感染者は英国の数分の一である。近年注目すべきことは、異性間接触による一〇代と二〇代前半のHIV感染者は、まだその数は少ないが、男性より女性のほうが多いことだ。

麻薬中毒者とエイズ

日本では、全新規HIV感染者に占める麻薬静注者の割合は一パーセント以下であるが、欧米諸国ではそれが高く、ポルトガルでは五〇パーセントにもなっている。麻薬静注者がHIVに感染する理由は、麻薬を打つ注射器を集団で使いまわしするからである。集団にHIV感染者が一人いれば、注射器で全員にHIVが広がる。

そこでいくつかの国では、麻薬を不法所持する人に新しい注射器を提供する、または安全な静脈注射をしてやる場所がつくられた。スイスでまず一九八六年にはじまり、その後ドイツ、オランダ、スペインで、二〇〇一年にはオーストラリアで、〇三年にはカナダではじまった。米国では賛否両論が対立していて、まだはじまっていない。アジアでは、バングラデシュ、中国、中国－ベトナム国境にそのような場所がつくられている。

日本で麻薬静注によるHIV感染者がいないことは、世界の例外である。日本では麻薬使用者が少ないのだ。国連麻薬・犯罪局の『二〇〇五年世界麻薬年報』(www.unodc.org)で日本と外国との麻薬乱用者の割合を比較すると、英国・米国の人口あたりのヘロイン・モルヒネ乱用者は日本の数倍、コカインで七〇〜一〇〇倍、大麻で一〇〇倍以上、アンフェタミン類(覚醒剤《かくせいざい》)で三、四倍、MDMA(経口摂取合成麻薬)で一〇〜二〇倍となっている。

麻薬は、ニコチン、アルコールにくらべて依存性が高いことが特徴である。ニコチン中毒はニコチンパッチでニコチン量を徐々に減らしていって治せるが、麻薬中毒を麻薬で治すことはできないのだ。

ついでながら、麻薬中毒の広がり方を考えてみる。非中毒者がクスリを買うのは、メディアの宣伝を見てではない。中毒者が自分のクスリを買う金を得るために、クスリの売人となり、クスリに好奇心をもつ非中毒者に積極的にクスリを売りつけるのだ。最初はタダでクスリを配るが、クスリをもらった人が中毒者になれば顧客になる。するとその中毒者がこんどは売人になって、次々に中毒者が殖える。それは伝染病の広がり方に似ている。

ここで、ファッションはなぜ流行するのか考えてみる。これは人が他人の真似《まね》をするからだ。身近な人の真似をすることだけでなく、マスメディアを介して真似することで流行は急速に広がる。しかし人々がファッションに飽きると、流行は止まる。急性伝染病インフルエンザで、多数の人々に免疫がついて流行が止まることに似ている。

いっぽう麻薬中毒では、中毒者はクスリに飽きるのとは逆に依存性が増し、売人になって麻薬中毒を伝播させる。これは、ＨＩＶ感染者には免疫がつかなくて、流行がゆっくりと広がるのに似ているといえよう。

一次予防

病気の予防は、予防医学の面から、大きく一次予防、二次予防に分けられる。一次予防とは病気になる前から病気にかからないようにすることで、二次予防とは病気になってから早期発見・早期治療することである。人から人へと広がる伝染病では、とくに一次予防が重要なのは当然のことだ。

ＨＩＶ感染の一次予防とは、はじめから感染しないようにすること、すなわち性交をしないこと、性交するならコンドームを使うことである。二次予防とは、血液検査をしてＨＩＶ陽性ならカクテル療法を開始することである。ただし、カクテル療法は根治療法でないので、一〇〇パーセント二次予防というわけではない。

予防ワクチンの接種も一次予防である。ところがＨＩＶの場合、ワクチン開発がきわめてむずかしい。なぜだろうか？　ＨＩＶはＲＮＡウイルスで、遺伝子の塩基配列がどんどん変化することが特徴だ。塩基配列が変わると、遺伝子に指令されてつくられる蛋白質のアミノ酸配列も変わり、蛋白質の構造が変わることで抗原性も変わる。あるＨＩＶ株でワクチンをつくって、それに対する抗体をつくらせても、その株とは異なったＨＩＶ株には効果がない。したがって、今のところ有効なＨＩＶワクチンはまだできていない（なお、子宮頸癌予防のＨＰＶワクチンは有効である。それはＨＰＶがＤＮＡウイルスで、抗原性の変異が起こりにくいからである。ついでながら、子宮頸癌検診は二次予防である。その目的は、癌を早期発見し早期外科手術をすることである）。

ＨＩＶの伝播経路に介入できるのはコンドームしかない。仮にＨＩＶに有効なワクチンができたとしても、コンドームを使う習慣がある文化では、ワクチンよりもコンドームのほうが低費用で、より有効である。コンドームが広く使われていれば、HIVだけでなくHPV、B型肝炎ウイルスの伝播もおさえるので子宮頸癌、B型肝炎の一次予防にもなる。

清潔な性接触

性行為は人間の本能であるから、それを止めることはできない。社会のなかで性感染症の被害を拡大させるのは、前述のように人口の集中よりは流動である。性接触をする相手の数が増えれば増えるほど、性感染症が広がりやすいのだ。現在、一〇代での性交開始年齢が低下しているだけでなく、成人の結婚年齢が上昇している。これらの現象は、一人あたりの性接触の相手数が増える条件であり、今後ますます性感染症が広がるといえるだろう。

性接触を「清潔」にするためには、コンドーム使用の普及しかない。前章で私は、新型インフルエンザ発生時に咳をする患者にマスクを提供することを提案した。しかしエイズの場合は、HIVに感染している人は症状がないので、HIV感染者にコンドームを使ってもらうのでなく、社会全体のコンドーム使用率を高く維持することが最重要であることを強調したい。

グローバル経済のなかでは、今後、アジアでもHIV保有者がさらに増加するだろうし、日本へもＨＩＶはどんどん入ってくる。それに対抗するのに、男女に性を抑制させることは不可能である。一人の感染者が無症状期間に一・〇人超にＨＩＶをうつせば（再生産数R_0が一・〇以上）、感染は幾何級数的に拡大する。コンドーム使用率がたとえ一〇〇パーセントでなくても、その率を高く維持してR_0を一・〇以下にすれば、感染は広がらないのだ。

男女平等社会で性行動も男女平等になるのは当然だ。そのとき望まない妊娠と性感染症、とりわけエイズの被害をうけるのは女性である。性行動開始年齢が低下している現在、中高生、とくに女子への性教育が必要になっている。女子・男子に性交を遅らせるよう教育し、同時にコンドームの正しい使い方を教えるべきだろう。彼らが将来大人になってからもそれを使い、日本人のコンドーム使用率を高く維持できよう。

コンドーム使用を普及させることは、外国では容易でない。しかし日本にはコンドームを避妊に使うという習慣がもともとあったのである。

3　日本人のコンドーム文化

産児制限

避妊目的に多数の人がコンドームを使うという習慣は、日本だけのものである。その文化が生まれた歴史を振り返っておきたい。その文化を壊そうとする動きがあるが、果たしてそれが妥当なものか議論したい。

第二次大戦直後の日本人の出生率はきわめて高かった。一九四七年から四九年生まれの人口は多く、その後「産児制限」を官民一体となって推進した結果、一〇年間で合計特殊出生率（一人の女性が一生に産む子供の数）は半分になった。これは世界でも他に例がない驚異的なことだ（**図表6―4**）。ちなみに四七年から四九年生まれを「団塊の世代」といい、米国では四六年から六四年生まれをベビーブーマー（Baby boomer）というが、図からわかるとおり両者の性質は異なる。

「団塊の世代」が生まれたのは、人工妊娠中絶とコンドームの普及があったためだ。戦争中は「産めよ殖やせよ」だったのが、敗戦で「産児制限」と一八〇度の転換だった。四八年に優生保護法が成立、その後の改正で中絶は事実上自由にできるようになった。当時、中絶は年間一〇〇万件以上あった。五四年には日本家族計画普及会が発足し、実地指導員は家庭の主婦にコンドームの使い方を教えた。六〇年代にはすでにコンドーム＋オギノ式の受胎調節法がかなり普及したが、経口避妊薬（ピル）を普及させる動きはなかった。六一年、日本家

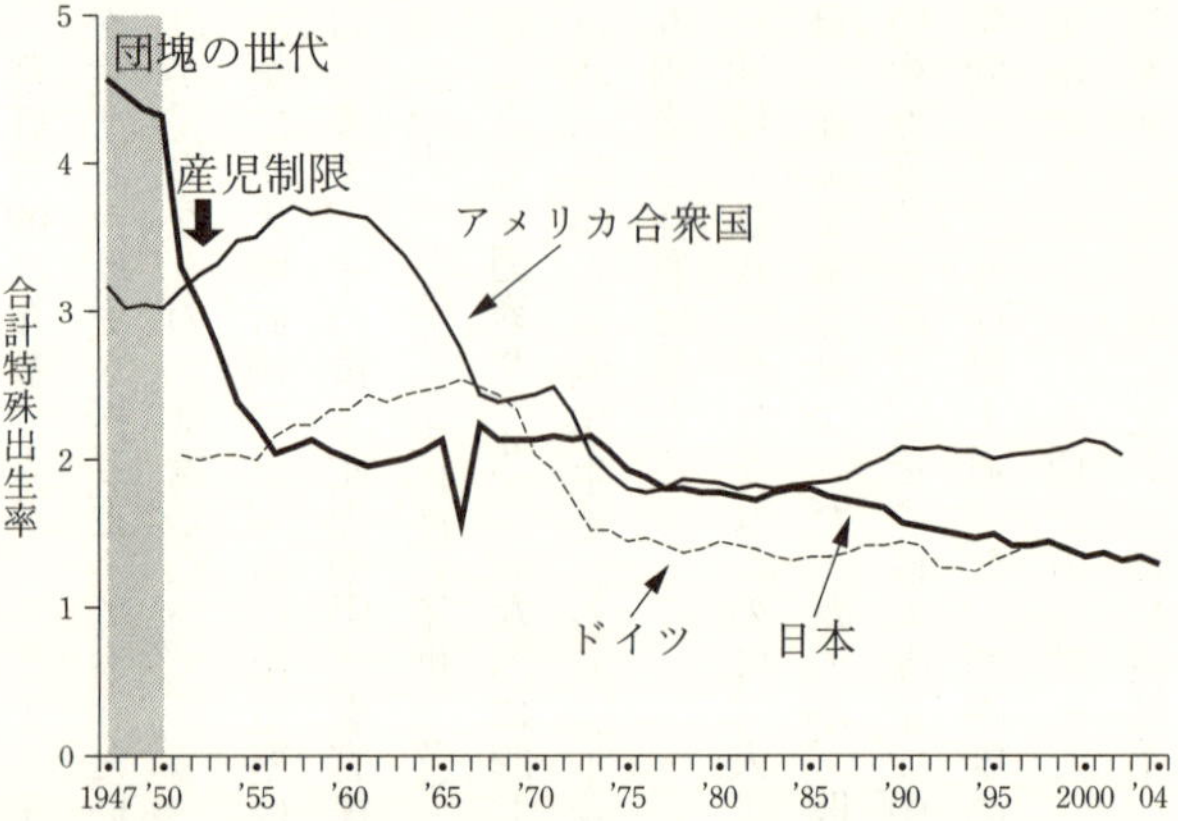

図表6－4　合計特殊出生率の国際比較
日本では1950年代の急速な産児制限によって「団塊の世代」が生じた.

族計画連盟副会長で参議院議員であった加藤シヅエ氏は、国会でピルの危険性を訴え、ピルを認可しないよう求めている(3)。

避妊にコンドームが使われるのは、現在も日本が世界一である。かつては中絶王国といわれたのだが、二〇〇五年の中絶届け出数は二九万件で世界でも少ない国になった。いっぽうピルの使用率が高い国で中絶数が多い。人口が日本の半分以下の英国（イングランド、ウェールズ）では一九万件の届け出数がある。米国では中絶が禁止されている州がたくさんあり、米国全体での中絶数の公式発表数はないのだが、年間約一三〇万件と推定されている。韓国では朝鮮戦争後、出生率が急増し一九七〇年の合計特殊出生率は四・五であった。その後少子化が急速に進み、二〇〇五年には一・〇八と世界最低水準になった（この年、日本では一・二六）。出生率低下の裏では人工妊娠中絶が多く、米国と同程度の数とのこと（『ニューズウィーク』誌二〇〇二年四月八・十五日号）。つまり日本のコンドームは避妊、ひいては妊娠中絶の防止に効果があるのだ。

ここで、性感染症についてもう一度考えてみれば、コンドームは避妊効果だけでなく、その予防にも有効である。日本人のコンドーム使用率が高いことは、日本人のエイズ発生数が少ないことにも関係しているだろう。エイズが脅威となったいま、日本でコンドームが普及していたことに感謝しなくてはならないのだ。今後は、このコンドームをさらにうまく使いこなしていく文化を育てる必要がある。

外国ではコンドームが普及していないが、その理由は男が嫌がるからだ。外国では避妊は女まかせであるが、日本では男が避妊の負担をするという、他国にない文化をつくったのである。この男性の負担は、女性の妊娠の負担にくらべたら、たいしたことではない。しかし今後、女性側が男性側にコンドームを使わせるように働きかけないと、コンドーム文化は消えるだろう。

コンドームが破れて避妊に失敗することがある。しかしエイズ予防には役立っている可能性がある。性器局所に病変をつくらないウイルス、すなわちＨＩＶとＢ型肝炎ウイルスは、性交で生じた微小な傷を介してうつると考えられている。コンドームを使えば傷はつきにくいので、それが破れてもＨＩＶ伝播の効率は低下していることになる。泌尿器科医・岩室紳也氏は、破れにくいコンドーム着用法を提唱する（http://iwamuro.jp/archives/category/youtube）。そのポイントは、コンドームのゴムの伸びに無理をさせないようにすることである。この岩室法を日本の文化のなかに取りこみ、さらに外国にも紹介して世界の役に立たせるべきである。

コンドームが破れて避妊失敗が気になるときには、緊急避妊法を併用すればよいだろう。この方法は、性交後七二時間以内に高用量ピルを二回飲むやり方であって、モーニングアフター・ピルともいう。通常はコンドームを避妊・性感染症予防の両方の目的に使い、コンドームが破れ、かつ妊娠の可能性があるときだけ緊急避妊法を使えばよいのではないか。低用量ピルを継続して飲む避妊法とはまったく異なるやり方である。

一〇代への性教育

二〇〇二年初夏、厚生労働省所管の某財団法人が、性教育小冊子「思春期のためのラブ＆

ボディＢＯＯＫ」を保健所経由で全中学校へ配布しようとし、この内容が国会で問題となり、小冊子は回収された。国会では、文部科学大臣が参考人として意見を聴取された（『産経新聞』二〇〇二年六月二十九日朝刊）。国会で問題にされた点は三つあった。①性交のことがあからさまに書いてある、②女子に避妊目的としてピルを、男子に性感染症予防としてコンドームをすすめ、③スポンサーがピル会社であった。

まず②を問題にしよう。女子にピルをすすめた理由は、避妊の失敗率がコンドームではピルの一二倍だから、という説明であった。「その根拠は？」という質問に対する政府の答弁書の内容[4]は、次のようだった。「米国のデータでは、ピルを理想的使用するときの避妊失敗率は〇・一パーセント、一般的使用で三パーセントとなっている。日本では医師の指導のもとにピルが使われ、これはおおむね理想的使用なので、〇・一パーセントにいちばん近い整数値の一パーセントを日本人中学生の失敗率とした。米国で、コンドームの理想的使用で失敗率が三パーセント、一般的使用で一二パーセントとなっているが、日本の中学生では理想的使用はされないとして失敗率一二パーセントのほうを引用した。これで失敗率の比は一対一二と計算される」。なお、「ピルの理想的使用」とは、三週間毎日飲み一週間止めるサイクルをくり返すことである。

この回答は奇妙なものだ。文化の異なる外国人成人の行動様式を日本人の中学生に当てはめるのは、まったく意味のないことである。中学生に「ピルの理想的使用」を期待するのもおかしい。薬代は、誰に払わせようとしているのか、親なのか、本人なのか。親に黙ってピルを使おうとする中学生は、その金をどうするのか……。さらに、いちばん問題なのは、女子にピルをすすめることは、前述のように性感染症に男子よりかかりやすい女子を無防備状態にさらすことになり、危険なことである。

②はすでにピルが普及し、コンドーム使用率の低い国で、性感染症を防ぐために、男になんとかしてコンドームを使わせようとするやり方である。ピル普及率が高いオランダで提唱されたので、ダブルダッチ方式といわれる。コンドームがすでに普及した日本が真似することではない。

二〇〇三年、日本思春期学会で、調査した産婦人科医の半数は一〇代にピルを優先してすすめているという発表があった（『メディカル　トリビューン』紙、二〇〇三年九月四日号）。医師がコンドームをすすめても一銭にもならないが、ピルなら処方代が入る。

外国では、処方箋《せん》なしでピルが買える。そこでは医師の指導もなく、ピルの「理想的使用」はまもられず、前述のように中絶率も高いのだ。英国ではピルは無料だが、現在一〇代の中絶の増加に悩んでいる。二〇〇四年、一六～一九歳女性人口一〇〇〇人あたりの中絶数は二六・五である（www.statistics.gov.uk/）。同じ年、日本では一五～一九歳女性人口一〇〇〇人あたりの中絶数は一〇・五であった。

もし日本でピルが普及すれば、使用者に金がかかる処方箋を廃止せよという要求が強くなるだろう。病気でない生理現象を「医療化 medicalize」して医者が処方料をとるのはおかしい、という議論も出てくるだろう。そのとき、ピル会社は処方箋廃止の方向へ働きかけるだろう。処方箋を廃止したあと、中絶率、ＨＩＶ感染率がどうなるか、考えておく必要がある。

私は中高生に、とくに妊娠だけでなく性感染症の負担がより重い女子にこそ、コンドームの正しい使い方を教えるべきであると考える。日本の戦後のコンドーム文化は成人のあいだのものであったが、今後はより多くの人に普及させていくべきであろう。知識と経験がない中高生にとって、一〇代の最初の体験はのちに大きな影響を残す。ピル＋コンドーム併用よりコンドームだけに絞るほうが単純でわかりやすく、費用も少なく、かつ彼らがのちにコンドーム使用率を高く維持するのに効果的だ。せっかく日本に培われたコンドーム文化を壊すようなことをしてはならない。いったん壊したら、もう元へはもどらない。

中高生の性教育をどうするかは、エイズが世界にますます広がる時代、将来の日本人の健康と安全に大きな影響を与えるはずだ。一部の人たちで決めることでなく、徹底的な国民的討論をおこなっておくべきだ。それものんびりしてはいられない。

立場の違い

前述の性教育小冊子のスポンサーはピル会社だった。ピルを製造販売している会社は世界的な大企業であり、グローバルに商売を展開している。企業の最大の目的は利益を上げることである。最大の利潤のために合法的に最大の努力をするのが、資本主義社会において当然のことである。もし私がピル販売促進の最高責任者ならば、論理的に次のように考える。

「世界中でピルが数千万人の女性に使われているのに、日本では普及していない。所得水準が高く、人口が多い日本にどうしても普及させたい。しかも日本は、閉経後女性のホルモン補充療法(5)も普及していない国でもある。この療法にもピル会社がつくっているホルモン剤を使う。米国では五〇歳以上の女性の四〇パーセント近くが補充療法をうけているが、日本ではわずか一、二パーセントである。若いときからピルを使っていれば、ホルモン補充療法へも自然に移行するだろう。日本にピルが普及しない最大の邪魔者はコンドームである。マーケティング（販売促進活動）に多額の金を投入し、医者、学者、マスメディアを取りこんで、コンドームはダサく、ピルがススんでいる、と国民に思わせるようにする。とくに将来の需要をつくるために、中学生時代からピルに慣れるようにさせたい」と。

立場によって論理は異なる。ピルを避妊に使いたい人が使えるようにしておくのは当然だが、中学生にピルをすすめるべきでなく、また社会全体にコンドームが普及してピルが普及しないほうが、エイズ予防に役立つ。国民の多数がピル＋コンドームの両方を使うことはないだろう。エイズ流行阻止のためにはコンドームの普及しかないこと、そしてコンドームだけが避妊とエイズ阻止との両方の役をすることは自明なのだから。

だがピルを売る企業は、ピルを普及させなくては利益が上がらない。コンドームは商売敵《がたき》なのだ。そこで「ピルは避妊目的で、コンドームは性感染症予防目的で、別のもの」として、日本でコンドームが避妊目的に使われてきた歴史を無視、さらには否定するのである。

マーシャ・エンジェル著（栗原千絵子、斉尾武郎監訳）『ビッグ・ファーマ　製薬会社の真実』（篠原出版新社、二〇〇五年）は、米国の巨大製薬企業のマーケティングのやり方をくわしく書いている。この著者は権威ある「ニューイングランド医学誌」の元編集長であり、内容は信用できるだろう。米国では一九八〇年代から製薬産業が急成長し、現在の売上額は二〇兆円にもなって、その四分の一が利益、とのことである。その利益の三六パーセントが広告宣伝・教育費に使われている。米国では医師の再教育を製薬会社がやっており、医師が薬を処方するとき企業の影響が大きい、と言う。健康ライターのレイ・モイニハンは、マーケティングによって「自分は薬で治る病気にかかっている」と意識する人を創りだす例や、患者団体を利用するマーケティングの例などを書いている(6)。

医師、研究者があまりにも企業の影響をうけるようになったので、最近、国際的な有名医学雑誌には論文の最後に「利害の対立：Conflict of interest」の開示欄が設けられた。「利害対立」は「利益相反」ともよばれる。論文執筆者が論文の内容に関係する企業から研究費をもらったかどうかだけでなく、その企業の株をもっているか、学会出張の旅費の援助をうけたかどうか、講演料をもらったかどうかなどを記載する。つまり、儲《もう》かる人の話は割り引いて聞かなくてはならないが、読者がそれを知るためである。私的な利益と公的な利益とが対立する場合、それを読者が判断するための情報開示として、この欄が設けられたのだ。情報時代のいま、読者・視聴者がメディアの情報を冷静に読み解くことが必要になっている。

ここで私の「利害対立の開示」をしておく。私は、ピル会社ともコンドーム会社とも一切関係はなく、誰かの提灯《ちょうちん》もちをするでもなく、誰にも気兼ねしないで書いている。

ある審議会

ピルは日本で一九九九年に医薬品として認可された。認可が世界でいちばん遅い国であった。認可前の九〇年代、ピル普及と性感染症増加との関係の議論はあまりなく、むしろそれを意識的に避けようとする雰囲気があった。断わっておくが、ピルの利点はあり、成人が自分で考えて使うことに何の異論もない。使いたい人が使えるようにしておけばよいのである。

私が納得できなかったのは、コンドームにケチをつける風潮があったことだ。ピルとエイズは無関係という声だけが大きく、「医師がピルを処方するとき指導するので、むしろエイズは減る」という人までいた。大新聞もピルで女性が幸福になれるという論調だった。新聞社主催・ピル会社協賛の、ピルを賛美する「市民公開フォーラム」の記録が、新聞の一ページ全面に掲載された。一〇代から四〇代の女性にピルを、更年期後にはホルモン補充療法をすすめていた。紙面には「全面広告」という但し書きがあったが、読者は大新聞のお墨付きを感じただろう。巧妙なマーケティングのやり方であった。

感染症専門家は、製薬会社に気兼ねして沈黙していた。医学部の教授になるといろいろな学術集会の会長を引きうけなくてはならない。学会開催の費用のための寄付を多数の製薬会社にお願いしなくてはならない。ピル認可の申請は、外国のピル会社だけでなく日本の製薬会社も横並びでやっていたので、沈黙したのだ。エイズや性感染症関係の学会でもあまり議論がないまま、それら学会の理事会は、ピル処方時に性感染症検査をする、という条件をつけるだけである。エイズの一次予防についてまったく議論しなかったのだ。

一九九七年六月に厚生省（現・厚生労働省）であった公衆衛生審議会感染症部会のことが思い出される。それは、ピルが認可された場合のエイズ・性感染症への影響について、薬事審議会への答申を議論する会議だった。当時、私は厚生省付属の国立感染症研究所で感染症情報センター長をしており、役職としての委員だった。答申内容案はすでに用意されてあり、委員は前もってその説明をうけている。意見があれば前もって言っておくべきものであり、審議会当日に異見を述べてはいけないという暗黙の了解がある。

当日、議事は筋書きどおりにたんたんと進んでいった。私は発言するかどうか迷った。この会は議論をする機会である。しかし議論は期待されていないのだから……。時間が半分を過ぎて、意を決して手を挙げた。ピルとエイズとの関係についてもっと議論しておくべきである、それが薬害エイズの教訓ではないのか、との発言をした。すると、委員のうち民間から選ばれた人たちが意見を述べはじめ、その日に答申がまとまらなくなった。厚生省の担当課長にはたいへんな迷惑になっただろう。

その日、審議会が終わって帰るときのエレベーターで、感染症の大家として高名な委員と乗りあわせた。いつもよく発言する人だが、その日の会議では沈黙していた。彼は私に囁《ささや》いた――「ピルが普及すればエイズは増えますね」。

審議会は公開になっていてマスコミ関係者が傍聴しており、後日、ある新聞社からインタビュー(7)をうけ、私はあとへは退けなくなった。『シカゴ・トリビューン』紙からも取材を受けた。その記事（一九九九年二月一日）は、ピル選択の自由が否定されていることに対するフェミニストの怒りを主として取りあげていた。私への取材に関しては、「井上はピル解禁に反対しているのでなく、ピルとエイズが無関係であるという主張に反対している」と正確に書いてあった。

エイズに関しては長期的な視野から考えることが必要である。急性の伝染病・新型インフルエンザの発生は、「国家の安全」にもかかわることとして国の危機管理の対象になっているが、エイズは感染から発症までに時間がかかり、流行もゆっくりしたものであり、危機管理の対象にはなっていない。長年たってから結果がわかるような問題には、政治や行政は動きにくい。アスベスト曝露の三〇、四〇年後に発生する中皮腫について、行政の責任が問題になったことは記憶に新しい。将来拡大するエイズに関してこそ、「予防原則」（一二四ページ）の視点から現時点での対策を実行しておくべきである。
しかし、日本人がいまコンドーム文化を壊し、何十年か後にエイズの広がりに後悔しても、行政の責任は問えない。それは文化の問題であり、国民自身の責任なのだ。

コラム6　ピルの原理

正常の月経は月一回の排卵があることで起こる。卵巣にある一個の卵胞から排卵が起こると、その卵胞は黄体に変化し、エストロゲンのほかにプロゲステロンという低分子のステロイドホルモンを分泌し、これらは子宮内膜に働き、それを肥厚・保持させる。黄体の寿命は二週間で、これらホルモンがなくなると、肥厚した内膜がはがれて出血が起こる。これが月経である。

女性の生殖に関するホルモンはたくさんあり、それらの作用は複雑であるが、以下にそれを単純化して説明する（正確には専門書を参照されたい）。まず脳から分泌される蛋白質ホルモン①が卵巣中の卵胞を刺激・成熟させ排卵を起こさせる。その卵胞・黄体から前記ステロイドホルモン②が分泌され、②は子宮粘膜を増殖させる。これらホルモン相互の働きは①→（刺激）→②→（抑制）→①というフィードバック回路になっており、②が血中にあるあいだは、①の分泌が抑制されて排卵がおさえられる。

ピルはこの現象を利用する。ピルを使うときは、ピルを三週間毎日飲みつづけたのち、一週間休むというサイクルをくり返す。ピルの成分は②であり、経口摂取で体に吸収される。②を毎日服用しているときには、子宮粘膜は肥厚し、かつ排卵がおさえられている。服用を一週間止めるときに、肥厚した粘膜がはがれ出血が起こる。これは見かけの「月経」である。「月経」のあいだにも排卵は起こらず、性交もひかえるので避妊が可能になる。

さらに最近、この「月経」の数を減らそうという薬が米国で認可された。この新しいピル（商品名はSeasonale）は、②を一二週間飲みつづけたあと一週間休む、という飲み方である。この場合、年四回の出血ですむ。「月経」でなく「季経」だろうか。

ピルを長期間服用すれば、そのあいだ卵胞の形成は抑制されている。成長過程にある女子中学生がピルを継続使用したとき、身体にどのような長期的影響を与えるかは、まだわかっていない。

注

1 井上栄『感染症の時代』講談社現代新書、二〇〇〇年、一七二ページ。

2 田中靖人、溝上雅史「わが国におけるB型急性肝炎の現状」「病原微生物検出情報」二〇〇六年九月号、二一九ページ。

3 荻野美穂「戦後家族計画史のためのノート」、大阪大学「待兼山論叢」三六号、二〇〇二年、一九ページ。なお、加藤シヅエ氏は晩年ピル推進派になった。

4 「週刊保健衛生ニュース」二〇〇二年十月二十一日号、三五ページ。政府の答弁書の内容は、小冊子の執筆者が政府に提出したものだろう。

5 米国の無作為割付比較臨床試験で、ホルモン補充療法の有用性はないとの研究結果が発表された。Writing group for the Women's Health Initiative investigators: Risks and benefits of estrogen plus progestin in healthy postmenopausal women. *Journal of American Medical Association* 288:321, 2002.

米国のホルモン補充療法を以前から批判してきたバーバラ・シーマンが次の本を出版した。ホルモン補充療法は「女性になされた史上最大の実験」であると主張している。Seaman B: *The greatest experiment ever performed on women.* Hyperion, New York, 2003.

シーマンは、女性の健康を考える非営利団体（NPO）を立ち上げた。製薬会社から金銭的援助を受けないことを綱領の一つにしている。

6 R・モイニハン、A・カッセルズ（古川奈々子訳）『怖くて飲めない！ 薬を売るために病気はつくられる』ヴィレッジブックス、二〇〇六年。

7 「読売新聞」一九九七年六月二十四日朝刊「対立討論」。

おわりに

私は、二〇〇〇年に一般読者にむけて『感染症の時代』（講談社現代新書）を書いた。その後SARSが出現、さらに鳥インフルエンザが問題になって世間の関心が高まり、感染症に関する本がたくさん出版されている。それを読むと、感染症が怖くなる本が多い。

SARS流行のとき私がもっとも興味をもったことは、日本人に患者が出なかった理由である。それを懸命に考えているなかで、本書執筆の構想が浮かんできた。国民が、目に見えない病原体の伝播経路を知り、病原体が伝播しにくくなる行動を意識的にとれば、感染症は怖いものにはならない。そして、それは費用をかけないですむ感染症対策になる、と考えた。そこで本書では、現代の清潔社会でおさえられている感染症は何か、将来問題となる病気は何か、その対処はどうするか、を明らかにすることを試みた。危険な感染症とそうでないものとを分け、前者は徹底して予防する。そうでないありふれた感染症は、体の免疫力をつけアレルギーを防ぐ役もしているので排除しない。ワクチンは積極的にうけておく、との考えを述べた。

ところで一九六〇年代の前半、私は医学部の学生だった。学部の講義にウイルス感染症がないことに疑問をもったことから、国立予防衛生研究所（予研）に出入りしウイルスをあつかわせてもらった。若気の至りもあって、臨床医学へいく同級生とは違ったことをやろうと、予防医学へ進むことにした。ウイルス病原体の研究から感染症予防にたずさわってきて、もう四〇年以上にもなる。

一九八〇年代、日本が清潔化し感染症がどんどん消えていくなかでの杉花粉症患者の増加に興味をもち、どれくらいその患者が増えたかを調べようと考えた。また、アレルギー病は予防できるのかも知りたいと思った。それまで私は、ウイルス特異IgG抗体を調べる血清疫学調査に関与していたのだが、アレルギーの血清疫学調査もはじめてみた。予研の血清銀行に保管してある過去の血清について、杉花粉アレルゲン特異IgE抗体の保有率を調べた。七〇年代から八〇年代にかけて抗体保有率が急上昇していることを見つけ、杉花粉症が増えたことを確認し、杉のない沖縄・北海道を除く日本中で一般青壮年の特異IgE抗体保有率が二〇〜三〇パーセントにもなっていることに驚いた。

そのころ薬害エイズの問題が生じていたのだが、私がそれにかかわる理由もなく、新聞記事を読むだけだった。仮にかかわろうと思っても、原因究明のための方法論や経験をもたず、何もできなかっただろう。

それから約一〇年後の一九九六年、薬害エイズの責任問題が浮上した。薬害エイズは、八〇年代前半に外国から輸入した血液凝固製剤を使った結果だった。もちろん血液製剤でエイズが発生するなどと、当時誰も予想した人はいなかったので、それが使われたのだった。しかし人間が新しいことをはじめると、新しい病気が起こるのだ。

さらに、その年の夏、堺市でO157大腸菌による大規模食中毒事件が発生した。そのとき私は予研・感染症疫学部の部長をしていたが、その年はなぜかO157菌による集団食中毒が多発し、私のところに調査の依頼がたくさんきた。しかし、そのような調査をおこなう専門家がおらず、たいへん恥ずかしく、悔しい思いをしたのだった。

新しい病気が発生したら、即座に原因究明をおこなう体制が必要なのだが、それが日本には欠けていた。迅速な疫学調査をおこなう専門家を常時養成し、確保しておくシステム（二〇四ページ）が絶対に必要であると、私はやっとそのとき気づいたのだ。もしその実地疫学専門家がいたら、薬害エイズの被害も小さくてすんだのではないかと考えた。

堺市O157食中毒事件を契機として、厚生省は感染症を危機管理の面から見るように大

き く方向転換した。一九九七年、予研を「感染症研究所」に改名、感染症疫学部を「感染症情報（現・疫学）センター」に改組し、新しい機能をもたせた。九九年には一〇〇年つづいた伝染病予防法を廃止し新しい感染症法（感染症の予防及び感染症の患者に対する医療に関する法律）を施行させた。私はその動きのなかで、実地疫学研修事業の発足に尽力した。

本書では、清潔社会でも今後広がる伝染病として、とくに新型インフルエンザとエイズを取りあげた。それぞれ飛沫と性交によって広がる伝染病である。これらの伝播経路は人間に特徴的なものであり、しかも居住環境の整備では解決できない病気であるが、人間の行動の変化によって制御できるものである。

これらウイルス病を制御するための研究に対し世界中で膨大なお金が使われている。そのことに異論をとなえる気は毛頭ない。しかし、かかった病気を治そうとする努力以外のこととして、はじめからかからないようにする、社会に広げないようにする、つまり公衆衛生から見た一次予防をどうするかの議論があまりにも少ない。広げないようにするという視点をもてば、マスク、コンドームの使用を普及させる、という考えが出てくる。これには金は要らない。必要なのは、視点の転換だけだ。

新型インフルエンザとエイズとを比較すると、急性伝染病と慢性伝染病との違いがある。前者が発生したら社会に大混乱が起こるが、スペイン風邪の歴史を見ればわかるように、それは一、二年のことである。いっぽうエイズは、いま社会に深く静かにひそみながら、将来社会に大きな負担としてあらわれる病気である。世界中、これを解決した国はどこにもない。

このエイズに対しては、いまやるべき予防策はコンドーム普及しかないのだ。ウイルスを広げる感染者には症状がないので、感染者でなく国民全体のコンドーム使用率を高く維持することが必要であることを強調しておきたい。このことを若い人に啓発する人がきわめて少ない。

いま、若い人にコンドーム離れの状況が起こっている。国内のコンドーム出荷数は、一九九三年以来、約四〇パーセントも減少した。戦後の日本には、避妊にコンドームを使うという、世界のどこにもない文化が生まれていた。しかし、その歴史を知らない人、それを意図的に無視あるいは否定する人、あるいはコンドーム文化は欧米に後《おく》れていると思いこんでいる人もいる。若い人、とくに女性に知ってもらいたいことは、そのコンドーム文化を意識的にエイズ予防にも使うことが、さらに、ヒトパピローマウイルスによる子宮頸癌の予防にもなることである。エイズは日本人の将来の健康に関係するあまりにも重大なことなので、予防医学に長年たずさわってきた者として、いま発言しておくことが私の義務であると考え、この本を書いた。

現在、日本人の文化・行動様式が急激に変化している。高度成長が終わって経済が停滞するいっぽうで、グローバル化が進行している。自己責任が強調され、個人間の競争がはげしくなり、貧富の差が広がり、ストレスが強まり、精神も不安定になる時代だ。国民は自信と誇りを失くしているように見える。テロ、凶悪犯罪、麻薬中毒、性感染エイズが少なく、安全で清潔であった日本は、世界から見たら特殊な国だった。いまそれが変わりつつある。社会の変化はやむを得ないとしても、ただ他国の真似をして「フツーの国」になってしまうのではさびしいかぎりだ。変えるべき点は変えなくてはならないが、いっしょに良い伝統までをも壊してしまったら、あとからそれを元へもどすことはむずかしくなる。グローバル時代にこそ、独自の文化を評価しておくことが必要だ。さらに、外国にない日本の良いところをグローバル・スタンダードにさせる、という主張をすべきである。

本書には、私の見解、仮説がたくさん書いてある。教科書に載っていないものもたくさんある。読者の皆さんにはそれを丸呑みしないで、自分自身で考え、他の人とおおいに議論していただくことをお願いする。ただし、性感染症の話題に関してはT《時》・P《場所》・O《場面》にご注意。

本書を書くにあたっては、たくさんの感染症専門家に話を聞き、また議論をふきかけました。中村明子・共立薬科大学特任教授には貴重なご助言をいただき、出版に関して中公新書編集部の松本佳代子さんにたいへんお世話になりました。これらすべての人に感謝します。

二〇〇六年十一月

井上　栄

補　章　新型ウイルスが広がりにくい社会

1　新型コロナウイルス感染症

武漢の衝撃

本章は、二〇一九年十二月に中国で発生した新興感染症としての新型肺炎を主題として取り上げる。二〇二〇年一月、中国疾病対策センターは、病原体が新型コロナウイルスであると発表した。ウイルスは野生動物から人に来て、さらに人から人へと伝播することがわかり、世界保健機関（WHO）は同月末に二〇〇五年制定の国際保健規則に基づき、六回目となる「国際的に懸念される公衆衛生上の緊急事態」と宣言した。

本章執筆の時点では、このウイルスの性質、感染の病理学、疫学の詳細はわかっておらず、治療薬も無い。当面の対策としては、各人がウイルスの人－人伝播を妨げる行動をとることしかない。

本節では、まず二四ページの「人間での伝播経路」を参照しながら、感染伝播の媒体（運び屋）と経路を確認し、続く節でRNAウイルスとしての性質、ウイルス検査法、疫学調査の目的などについて、新聞やテレビであまり取り上げないことを解説する。そして最後に、伝播遮断を効率的に行う方法を考えてみたい。

ウイルスの運び屋

ウイルスを人から人へと運ぶ媒体としては、飛沫、手の接触が主で、空気（塵埃《じんあい》）もあるようだ（三二ページ、**図表1―8**参照）。飛沫は、咳・喋りで感染者の口から飛び出し、一～二メートル以内にいる対面する人の目、鼻、口の粘膜に付着し、そこから感染が始まる。

さらに新型コロナウイルスはSARSの場合と同様に、糞便にも含まれているという報告がある。人は公衆便所の個室を使うとき内側から錠をかける。排便後にトイレットペーパーを使うが、わずかではあるが便が手につく。個室から出るとき、手洗い前の手で錠を開けるので、錠にウイルスが付着する。次の個室使用者がその錠に触って手にウイルスがつき、そのまま他の人へと移動する可能性がある。また、日常生活のなかで鼻汁や唾液が手につくことはあり、そのなかのウイルスが手を介して他の人へ行く。以上は日本社会で起こりうることだが、他国では次のようなことも起こるだろう。

肺炎が起きた人では痰にウイルスが入っている。痰を床に吐き出せば、それが乾燥して舞いあがった塵埃（埃）は、同じ室内で一メートル以上離れた人にも感染を起こすだろう。地下鉄の車内で誰かがウィルスを含む痰を床に吐き出せば、混雑する車内の閉鎖空間で多数の人に感染が広がる可能性がある。公衆便所の床が糞便で汚れていれば、そこへ行って靴が汚染される。帰宅して土足で家に入る。靴についたウィルスを含む埃が舞いあがり、それを室内で吸って感染する可能性もある。

マスクの効用

飛沫に含まれるウィルスの人から人への移動を妨げるのに最も有効なのは、咳をする患者がマスクをすることである（一五五ページ）。薄い安価なものでよい。患者自身が噴き出した飛沫、あるいは他の患者から飛んで来た飛沫がマスクに捉えられて乾燥すれば、ウィルスはマスクの布繊維に不可逆的に吸着して不活化されると考えられる（三八ページ、注3参照）。また、マスクを通過しない大きなサイズの埃に含まれるウィルスの伝播は遮断される。

いっぽう五マイクロメートル未満の小さなサイズの塵埃はマスクを通過し、咽頭には付着せずに喉頭から下気道へ入り、気管、気管支から肺胞へ行き、ウィルスがそこで増殖すれば感染が伝播する。そこにはマクロファージという免疫系の細胞がいて、外界から来た微小の異物を取り込み消化する。異物中の病原体も消化されるのだが、麻疹ウィルスと結核菌はマクロファージのなかで増殖する性質がある。つまり、麻疹と結核の二つは、肺胞が体への侵入門戸になる感染症である。

新型コロナウイルス感染症で肺炎（肺胞の炎症）が起こる場合は、①上気道粘膜の細胞で増殖したウイルスを含む液が重力で肺に落ちて、肺胞の細胞で増殖する、あるいは、②ウイルスを含む小さな塵埃が下気道へ直接吸い込まれて、ウイルスがそこの細胞で増殖し、さらに肺胞へ行く。①はマスクと手洗いで防げるが、②は防げない。

流行時にパニックが起こると、マスクが品不足になる。だが、マスクが飛沫中のウイルスを吸着する作用は大きいはずで、再使用は可能であろう。ただし、マスクに吸着したウイルス、および捕捉された埃のなかのウイルスがどの程度の期間、感染性が保たれるかはまだ不明である。いずれ、さまざまな環境でウイルスがどれくらいの期間、感染性が残るかを調べた研究が発表されるだろう。

コラム7　「喋り風圧」の日英中の言語間比較

私は、日本語には有気音が無いので喋るとき口からの風圧が低く、飛沫のとぶ距離も短いとの仮説を二〇〇三年に『ランセット』で発表した（三五ページ）。その後、喋るときの口直前の実際の瞬間風圧を日・英・中の言語間で定量的に比較したいと考え、杉原義文氏と共同で喋り時の風圧を感度よく測定する装置を組み立て、それを使って日・英・中の言語での風圧を測定した。(1) 瞬間風圧が高いほど、口からとびだす飛沫も遠くまで行くと考えられる。

村上春樹の小説『ノルウェイの森』のなかの文章二箇所（平叙文と会話文、それぞれ音読時間約一分半）の日本語原文と英語・中国語の翻訳とを、それぞれの言語を自国語とする男子の日本人学生・外国人留学生（各群十数名）に音読してもらった。風圧は、個人差が大きいものの英語・中国語で高く、日本語で低いことを確かめた。また日英、英日、日中、中日のバイリンガル（各一人）にも音読してもらった。英日バイリンガル例の風圧グラフを図に示す。

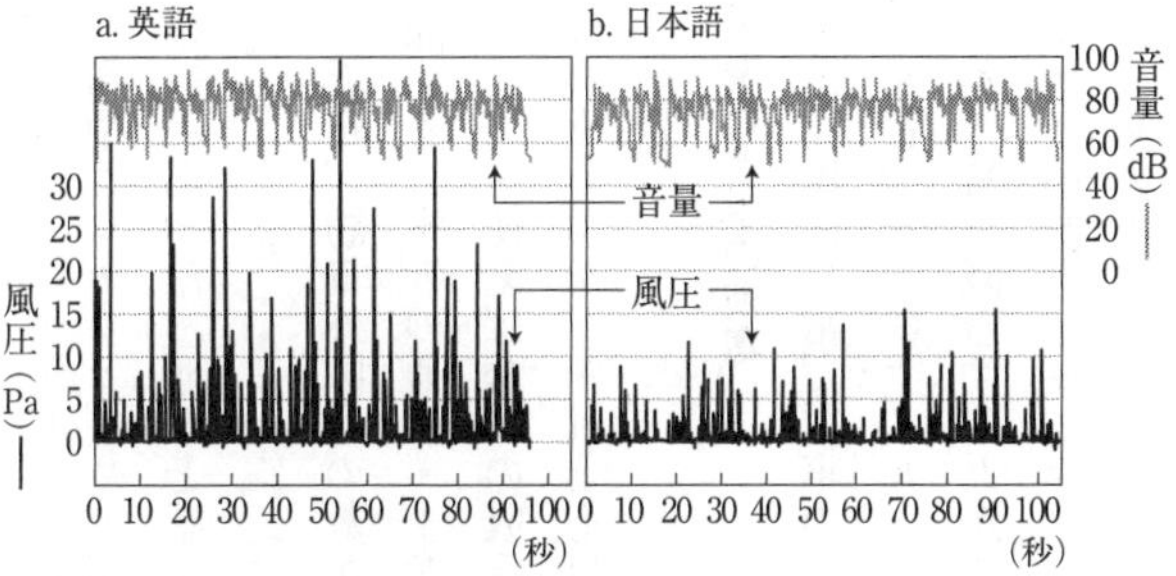

図表7－1　「喋り風圧」の日英の言語間比較
このバイリンガルは50歳の米国人女性で，夫が日本人で日本に20年間住んでいる．図の下のグラフは10ミリ秒ごとの風圧（パスカル Pa）で，上のグラフは音量（デシベル dB）を示す．英語文を読んだときの風圧は日本語より高い．音量は両言語で差は無い．

ところで、侵襲性髄膜炎菌感染症という重症の疾患がある。日本では稀であり、人口一〇万人当たりの罹患率は、英国一・三[2]に対し日本〇・〇三[3]と大差がある。また、健康な人が口腔内にこの菌を保有する割合は欧米では五～二〇パーセントなのに、日本人ではわずか〇・四パーセントである（三六ページ）。髄膜炎菌が口腔内にいても咳は出ない。日本人にこの疾患が少なくかつ保菌者も少ない理由のひとつは、有気音のない日本語では喋るときの風圧が低く、口から出る飛沫が遠くへ行かないのではないか、と私は推測している。

日本語に有気音はないのであるが、唾《つば》を吐くときの「ペッ」は日本人が発する例外的な有気音である。だが、他人の顔に向かって唾を吐く人はいない。

新型コロナウイルスの出現後、中国で「二メートル・ルール」が提唱されたとの新聞報道があった。他人と話すとき二メートルの距離を置くとのことだ。日本語の世界では「二メートル・ルール」でよいだろう。

近年、訪日外国人の数が急激に増えている。有気音で喋る外国人旅行者に近距離で対面する日本人の通訳・土産物店員が、この菌を含む飛沫を吸い込む可能性はあるだろう。マスクを使えば飛沫の吸入が妨げられると考えられる。マスク着用と「おもてなし」とは合うものか、それとも反するものか？

手洗いと手の消毒

都市住民は日常、電車のつり革、バス乗降口の手すり棒、エスカレーターの手すりベルトをつかむ。そこにウイルスが付着していれば手につく。石鹸を使って手洗いをすれば、手のウイルス量を減らすことができる。

手についたコロナウイルスには消毒用（七〇パーセント）アルコールが有効である。蛋白質から成るウイルス粒子の殻の外側の脂質を含む膜（エンベロープ）をアルコールが壊すからである。ただしノロウイルスではエンベロープがなく、アルコールは無効である。

空気媒介感染はあるか？

二〇二〇年二月、中国当局は、飛沫、接触（手）のほかにエアロゾル（空中浮遊粒子）による新型コロナウイルス感染伝播の可能性を発表した。三月には日本政府の「新型コロナウイルス感染症対策専門家会議」が、ライブハウスなどの閉鎖空間で感染が広がったとの疫学的証拠を示し、①換気の悪い密閉空間、②人が密集、③近距離での会話や発声の三条件が重なると集団感染が起こるリスクが高まると報告した。

これと直接関係ある話ではないが、発声時に口から出る微小浮遊粒子の数を測定した論文がある。[4] 粒子数は、①母音が多い文、②大声、③無声子音（p、t、k）より有声子音（b、d、g）で多かった。エアロゾル発生の根源の場所は喉の声帯（二五ページ、**図表1―5b**）である。声帯の振動によって母音と有声子音が生じる。声帯についている粘液がその振動でマイクロメートル・サイズの微小水滴となって息とともに飛ばされ、それが口から出るとすぐに乾燥して微小塵埃になる。

もし、コロナウイルス感染者の下気道の分泌液にウイルスがあり、室内でその人が大声を出せば、ウイルスを含む微小塵埃が室内空気中に漂い、同室でそれを吸った別の人の下気道に到達して感染が伝播する、という可能性が考えられる。日本語は音節が「子音＋母音」からなり口は閉じない開音節語なので、音節が子音で終わり口を閉じる閉音節語（英語など）より微小塵埃の発生量は多いだろう。この塵埃はまず口の周りに漂う。いっぽう麻疹の場合には、上気道のウイルスを含む粒子径の大きい飛沫ははげしい咳で遠くまで飛んで、そこで飛沫核（微小塵埃）になると考えられる。微小塵埃はマスクを通過するので、感染伝播遮断にはマスクも手洗いも無効である（空気清浄機は有効かもしれない）。とにかく新型コロナウイルス流行時には、閉鎖空間で多数の人が大声を出すような集会は止めた方がよい。

2　変異を起こしやすいRNAウイルス

新興感染症

WHOは新型コロナウイルス感染症以外にも、次の五つの新興感染症の発生時に緊急事態を宣言してきた。すべてRNAウイルスによる感染症である。①二〇〇九年四月、新型インフルエンザA（H1N1）、②一四年五月、パキスタン、アフガニスタンでの1型ポリオ、

③一四年八月、西アフリカでのエボラ出血熱、④一六年二月、中南米などでのジカ熱、⑤一九年七月、コンゴ民主共和国でのエボラ出血熱。

ウイルスと細菌とは微生物であるが、両者はまったく別の生物である。ここでウイルスの特徴を述べよう。RNAウイルス遺伝子（核酸）のサイズは一万〜三万塩基の長さであるのに対し、大腸菌（細胞）では四六四万塩基もある。細胞の遺伝子は二本鎖DNAであるが、ウイルスでは一本鎖RNAのものが多い。DNAを構成する核酸塩基は、アデニン（A）、グアニン（G）、シトシン（C）、チミン（T）の四種類であり、RNAではTの代わりにウラシル（U）である。A／T（U）、G／Cのそれぞれの二塩基対は分子構造が「相補的」でぴったり合い、相手を引きつけあう。

ウイルスは培地では増殖できず、ウイルス遺伝子が生きた細胞内に取り込まれて、その代謝系を利用してウイルス自身の核酸および核酸重合酵素、粒子蛋白質を作らせる。細胞外の環境中では、ウイルス粒子は自ら殖えることも動くこともできない無生物として存在し、粒子は時間の経過とともに変性して感染性が失われていく。

RNAウイルスは変異を起こしやすい。その理由は、RNA重合酵素がRNAを複製するときに誤りが起こりやすいからである。細胞のDNA重合酵素は、鋳型となるDNA一本鎖に沿って各塩基に相補的な塩基を繋げていく。間違った塩基を取り込んだ場合には、その塩基を正しい塩基に取り替えるという「校正」機能を持っている。しかしRNA重合酵素にはこの機能がないので、親RNAから生じた子RNAには変異遺伝子ができやすい。ある動物に固有のRNAウイルスが、あるとき遺伝子の変異によってヒトのウイルスになることが起こりうる。

しかし、種を越えて増殖するようなウイルスの変異は頻繁に起こることではない。新型コロナウイルスの出現は、二〇一九年十二月ごろ武漢市内にいた一人だけにたった一回起こったことであり（二一四ページ、**図表4－1**中のパターン4）、そのあとはその人から別の人へとウイルスが広がったのだろう。武漢市内には人から人へと効率よく広がる条件が存在していたと考えられる。

コラム8　PCR検査法

PCR（DNA重合酵素連鎖反応：Polymerase Chain Reaction）は、米国人K・マリスが

発明したＤＮＡを増幅させる巧妙な方法である。彼は一九九三年のノーベル化学賞を受賞した。二本鎖ＤＮＡ（＋鎖と－鎖から成る二重ラセンで、両鎖は互いに相補的）を加熱して一本鎖にしてから、ＤＮＡ重合酵素で＋鎖を鋳型にして－鎖を、－鎖を鋳型にして＋鎖を試験管内で合成する。するとＤＮＡ鎖の量は二倍になる。再び加熱して同じことを繰り返すと四倍になる。この繰り返し二〇回でＤＮＡは百万倍に増幅される。

患者の咽頭ぬぐい液などからのウイルスの検出には、以前は培養細胞でウイルスを増殖させていたので、細胞を培養する手間と時間がかかっていた。細胞は何でもいいわけでなく、ウイルスが増殖するものを探さなくてはならない。しかしＰＣＲ法ならば、ウイルス核酸の塩基配列がわかっていれば、どこの実験室でも比較的短時間でウイルス特異ＤＮＡを検出できる。

ただしＤＮＡは非常に安定した壊れにくい物質なので、検査材料が増幅されたＤＮＡでわずかに汚染されても、ウイルス陰性が陽性と誤判定されるので、汚染を防ぐ厳重な注意が必要である。また、感染の後期に咽頭局所で作られたIgA抗体でウイルスが中和されると、そのウイルス粒子は細胞では増殖できずウイルス陰性となるが、遺伝子は残っているのでＰＣＲでは陽性になる。

コロナウイルスはRNAウイルスなので、ウイルス検出にRT－PCR法を使う。RTとはReverse Transcriptaseの略称で、逆転写酵素を指す（転写とはDNA→RNAと遺伝情報を移すことで、逆転写はそれを逆方向で行うこと）。まず検体からRNAを抽出し、逆転写酵素を使ってRNAをDNAにしてからPCRを行う。中国は今回の新型コロナウイルスの核酸塩基配列の情報をすぐに公開したので、世界中ですぐにこのウイルスの検出が可能になった。

とはいえ、検体から核酸を抽出するのはまだ手作業でおこなう。新型コロナウイルス検出の結果は、患者を隔離するかどうかの判断にも重大な意味を持つので、検体の取り間違いが絶対に起こらないようにしなくてはならない。流行時に大量の検体を調べた地方衛生研究所、国立感染症研究所の担当者はたいへんな緊張感をもって徹夜の作業をしたとのことである。

なお、ウイルス粒子蛋白質の有無を特異抗体で検出する方法がある。ウイルス粒子を精製し、それを動物に注射して抗体を作らせる。その抗体が抗原としてのウイルスと結合することを利用してウイルス粒子を検出する。いずれ簡便な迅速診断キットが開発されるだろう。ただし、蛋白質は増幅できないので検出感度はPCRより低い。

ウイルスに対する免疫

ウイルス粒子は細菌に比べて小さいのだが、その表面積は細菌に比べて相対的に大きい。その遺伝子核酸は短いので、粒子表面蛋白質のための情報量は少ない。したがって粒子蛋白質の種類は限られるので、ウイルス核酸を取り囲む蛋白質の殻は少数種類の蛋白質が多数個重合《じゅうごう》したものになる。(5) このような粒子は人体（動物）に強い免疫を作らせるという特徴がある。ウイルスに感染した人には、そのウイルス粒子蛋白質に対して血液中に長期間持続するIgG抗体が作られ、その抗体はウイルスの感染性を中和するので、その人はウイルスに対して免疫となる。これは細菌感染と異なることである。

感染が起こっても症状が出ない場合があり、これを「不顕性《ふけんせい》感染」という。症状がない場合、ウイルス検出の試みはしないので、感染があったことを知ることはない。時が経ってからウイルス粒子抗原に対するIgG抗体の測定をすれば、過去の不顕性感染を知ることができる。いずれ新型コロナウイルスに対する抗体の測定がおこなわれ、血清疫学調査（一三六ページ、コラム5）が実施されれば、不顕性感染を含むウイルス感染が起こった場所や時期、年齢群を知ることができるだろう。

さてSARS患者では、ウイルスはリンパ球でも増殖して免疫抑制を起こした。(6) もし新型コロナウイルスでも同様な現象があれば、病気は長引くことになる。その急性免疫不全期での遷延《せんえん》感染でウイルスの変異株が生じ、その株が増殖して病気の再燃が起こる可能性もあるかもしれない。むかし先天性免疫不全症の三歳児が、ポリオ弱毒生《なま》ワクチン投与を受けた一年半後にポリオ麻痺を起こしたことがあった。抗体が作られないために、ウイルスが腸管で長期間増殖しているあいだに強毒変異株が生じたのだった。(7)

コラム9　ウイルスワクチンはなぜ効くのか

ワクチンが最も有効な疾患は、急性ウイルス感染症に対してである。ウイルスワクチンには、①不活化ウイルス、②弱毒生ウイルスを使う二種類がある。①はウイルス粒子に対するIgG抗体を作らせる。②は抗体のほか、ウイルスが感染した細胞に対するキラーTリンパ球も作らせる。

ウイルス粒子表面の同一蛋白質の重合体には同じ抗原決定基が繰り返して並ぶので、

そこに二個の結合の手を持つIgG抗体ががっしりと結合すると、ウイルスの感染性が失われる（＝中和される）。キラーTリンパ球は、ウイルス感染細胞をウイルス粒子ができる前に殺すので、ウイルスの産生が抑えられる。

3　感染症集団発生時におこなう疫学調査

実地疫学調査

原因がわからない感染症が集団発生した場合には、迅速な疫学調査を行い、病原体確定前の時期に病原体の伝播経路を推測し、伝播の遮断をおこなう方策を採って感染の拡大を抑える（一〇四ページ）。なお、疫学（epidemiology）の語源は疫病（epidemic）である。

この疫学方法論の基礎を作ったのは、十九世紀なかばの英国の異才の医師、ジョン・スノウである（四六ページ）。市井の優秀な臨床医かつ実験医学研究者であったスノウは、一八四八年ロンドンに発生したコレラという疫病に挑戦した。個々の患者を診るだけでなく、公衆の衛生をも追求したのである。細菌学が誕生する前の時代、病原体が目に見えず、実験手法も使えない疫病に、疫学手法を創り出して挑戦したのだ。

彼は一八五四年、異なる水道会社の水を飲む集団のあいだでコレラ死亡率が異なることを確認したが（五一ページ）、それ以外にもソーホー地区ブロード街を中心とするコレラ集団発生の調査もおこなった。現在では、こちらの方が有名である。彼の仮説は、ブロード街四十番地の井戸のみがコレラ病原体を含んでいた、というものである。その地区には複数の井戸があった。聞き取り調査を行い、井戸水を飲んだ人の死亡率を井戸ごとに比較した。さらに地図上に番地ごとの死者数をプロットした。二つの井戸のあいだを歩いて両者に等距離になる中間点を調べて、地図上にそれらの点を結ぶ線を描き、ブロード街四十番地の井戸を囲む線のなかに死者が集中していることを視覚的に示したのである。[8]

このような現地での調査を組織的に行う仕組みとして、米国ＣＤＣ（コラム10参照）にあるＥＩＳ（疫病情報部：Epidemic Intelligence Service）が有名である。このような機能は、国際的にはＦＥＴＰ（実地疫学研修事業：Field Epidemiology Training Program）とよばれ（二〇四ページ）、グローバル化の現在、世界で七〇ヵ国以上がそれを持っている。一九九九年度に開始された日本のＦＥＴＰの修了者総数は、二〇一九年度末までの二〇年間に八二人となった。はじめは研修員に給与が出なかったのだが、その存在意義が認められ、二〇一七年になって国の臨時職員として位置づけられた。

コラム10　CDCの日本語名称

米国CDC（伝染病センター：Communicable Disease Center）は一九四六年に発足し、のち「疾病対策センター」（Centers for Disease Control）と名称が変更された。一九九二年に米国議会によってPrevention（予防）が後付けされたが、略名はCDCのまま残った。これを機械翻訳すると「疾病管理予防センター」となる。しかし、ここでのControlは「管理」よりは「制圧」（＝CDCの目的）の意であり、「疾病予防制圧センター」の方が本義に近い。のちに設立された欧州連合の「欧州疾病対策センター」（European Centre for Disease Prevention and Control）や中国の「疾病預防控制中心」では、「予防」が「制圧」の前に置かれている。制圧の前に予防対策を講じるのが論理的であるからだ。しかし、それぞれの英語略名は米国CDCに準じてECDC、China CDCである。おもしろいことに中国CDCの英語名では、米国にならってPreventionはControlの後に置かれている。

日本のメディアでは今も「疾病対策センター」が使われている。国立感染症研究所・厚生労働省健康局結核感染症課発行の月報「病原微生物検出情報」でもそうである。

4　新型コロナウイルス伝播の遮断

ウイルスが伝播しにくい社会

抗ウイルス薬、ワクチンがまだ開発されていない状況でウイルス感染の広がりを抑えるには、ウイルスが伝播しにくい社会にすることしかない。流行時に人同士の接触機会を減らすために、集会の中止、パソコンを使う在宅勤務、オンライン診療、時差出勤などが考えられている。以下では、ウイルス伝播を抑える個人の行動について考えてみたい。

私は、日本人の生活文化には病原体がうつりにくい条件が組み込まれており、世界一清潔な国民性を持つと考えている（三一ページ）。病原体は目に見えないものなので、その伝播を妨げる行動の効果も目に見えない。やみくもに行動しても、その努力の効果はわからない。ウイルス伝播を効率的に抑える行動は何かと論理的に考えて、意識的に行動するのがよいだろう。

個人ができることはマスク、手洗い、閉鎖空間で大声を出す集会を避けることである。インフルエンザに比べて咳は弱いが呼吸器症状は長く続き、ウイルスを排出する期間も長い。もし糞口感染があるとしたら、手洗いはインフルエンザ流行時よりも重要である。外出先で食事をするとき、および帰宅したときにはかならず手洗いをすべきである。平素健康な人は、軽い呼吸器症状が出ても医者へ行こうとせずに、自宅で静養していた方が世のため身のためである。家族にうつさないように自宅内でもマスクをする（マスクに屋外の埃はつかないので、頻繁に替える必要はない）。高齢で免疫力が低下している人、糖尿病や心臓病などの持病のある人は、医療機関に電話して指示を仰ぐのがよい。診療所の待合室は外来患者間での感染が広がるリスクのある場所である。さらに、免疫力が低下している入院患者が感染したら重症化することを知っておくべきである。

重症肺炎患者が高度医療を受ける隔離治療室で働く医師・看護師は、大量のウイルスを排出する患者に近距離で接する職業である。その物的・人的資源には限りがある。たくさんの人が不安に駆られて医療機関に殺到して、医療の崩壊を起こすようなことは避けなくてはならない。

最後に、進化生物学の視点から考えてみる。仮に社会でのウイルスの蔓延が止まらなくても、うつしにくくすることはウイルスの側からすれば「存亡の機」となるので、ウイルスはみずから弱毒化する、という理論がある(9)。つまり、強毒なウイルス株に感染した人は寝込んで動けなくなるので、うつしにくい条件があればその株は消滅してしまう。しかし、もしウイルスが弱毒になれば、感染した人は入院もせずに動き回ることができて、そのウイルスを他の人に広げてくれるのでウイルスは生き残れる（一五九ページ）。場合によっては症状も出ない不顕性感染となる。つまり、凶暴《ワイルド》なウイルスが恭順《マイルド》なウイルスに変わるのである。

実際に弱毒ウイルスが生じるかは、遺伝子の塩基配列を高速で決定できる「次世代シーケンサー」を使って、ウイルスの全塩基配列を調べることで判るはずだ。将来は、社会のなかで広がったウイルス株の塩基配列を調べて、その株が強毒／弱毒かを決定して的確な対策を実施できるようになるだろう。

注

1　Inouye S, Sugihara Y: Measurement of puff strength during speaking: comparison of Japanese with English and Chinese languages. 音声研究 一九巻四三ページ、二〇一五年。 https://www.jstage.jst.go.jp/article/onseikenkyu/19/3/19_KJ00010220646/_pdf/-char/en

2　Parikh SR et al: Epidemiology, clinical presentation risk factors, intensive care admission and outcomes of invasive meningococcal disease in England, 2010-2015. *Vaccine*: 36:3876, 2018.

3　「病原微生物検出情報」二〇一八年一月号　特集〈侵襲性髄膜炎菌感染症　二〇一三年四月〜二〇一七年一〇月〉

4　Asadi S et al: Effect of voicing and articulation manner on aerosol particle emission during human speech. *PLoS ONE* 15(1): e0227699, 2020.
https://journals.plos.org/plosone/article?id=10.1371/journal.pone.0227699

5　Crick FHC, Watson JD: Structure of small viruses. *Nature* 177:473, 1956.

6　Guo Y et al: Pathogenetic mechanisms of severe acute respiratory syndrome. *Virus Research* 133:4, 2008.

7　Hara M et al: Antigenic analysis of polioviruses isolated from a child with agammaglobulinemia and paralytic poliomyelitis after Sabin vaccine administration. *Microbiology and Immunology* 25:905, 1981.

8　P・ヴィンテン＝ヨハンセンほか（井上栄訳）『コレラ、クロロホルム、医の科学——近代疫学の創始者ジョン・スノウ』メディカル・サイエンス・インターナショナル、二〇一九年。

9　P・W・イーワルド（池本孝哉・高井憲治訳）『病原体進化論——人間はコントロールできるか』新曜社、二〇〇二年。

増補版へのあとがき

ホモ・サピエンスは、その出現以来、行動範囲を広げ、行動様式を変えてきた。それに伴って新たな感染症が生まれた。とくに一九九〇年代以降のグローバル化とともに、国境を越える人とウイルスの動きが激しくなった。アフリカ土着であった蚊媒介の西ナイルウイルスやジカウイルスは世界に広がり、ウイルス保有蚊が人を刺して病気を起こした。西ナイルウイルスは米国のカラス—蚊—カラスのサイクルのなかでの広がりであり、人から人へと広がったわけではないが（一一四ページ、**図表4—1**中のパターン3）、ジカウイルスは中南米で人—蚊—人のあいだで広がり、人間社会で感染の拡大再生産が起こった。

蚊が媒介しない人—人感染症は、ある国で急激な経済成長が起こったときに広がるように思われる。日本では一九六〇年、国中で五〇〇〇人以上の子供がポリオ麻痺にかかり、パニックが起きた。日本の高度経済成長が一九五〇年代なかばから始まり、国内での人の流動が激しくなるにつれて、ウイルスも一緒に広がったのだろう。翌年、旧ソ連からポリオ生ワクチンが輸入され、一三〇〇万人の子供たちに一斉投与されたことで流行は終息し、母親たちは安堵した。

二〇二〇年の中国で、武漢市を封鎖しなくてはならないほどに新型肺炎が大流行した理由のひとつには、近年そこで人の動きが激しくなったこともあるかもしれない。武漢市の地下鉄は、二〇〇四年の開業時には一路線のみで営業距離は一〇キロメートルであったのが、二〇一九年には九路線三三八キロメートルと急増している(ちなみに東京メトロは九路線一九五キロメートル)。

さて、最後に新型コロナウイルス感染症への対処の要点について、あらためて記したい。この感染症がインフルエンザと異なる点は、長引く風邪症状と環境中でのウイルスの丈夫さであり、これらはウイルスが広がりやすい要因である。

長引いた風邪から肺炎になった患者のウイルス株が広がることを、とくに防がなくてはならない。そのウイルスは肺炎をより起こしやすい強毒変異株かもしれないし、また、肺炎による激しい咳でそのウイルス株がより広がる可能性がある。重症肺炎患者に適切な医療をおこないながら、患者から医療従事者への感染を起こさないようにするにはたいへんな労力が必要である。とにかく「武漢の惨劇」が日本で起きないようにしなくてはならない。

社会におけるウイルス伝播を阻止するために集会中止や休校は有効であるが、いつまでも続けるわけにはいかない。日常生活のなかでウイルス伝播を妨げることが重要である。そのためには、日本人の清潔行動文化を国民が意識し、かつそれを効率的に活用することである。エンベロープを持つウイルスは一般的に高温多湿の環境で不活化されやすいので、梅雨期から夏になれば接触感染の効率は低下するだろう。また軽症・不顕性感染で免疫を獲得した人たちが増えれば、感染は広がりにくくなる。そして実効再生産数*が一・〇以下になれば、流行は終わる（一四九ページ）。新型コロナウイルスが世界中に広がるなかで、日本人はコロナ危機をうまく乗り切るのではないだろうか。

メリハリをつけた行動が必要である。洗いすぎて手を荒らしたら、逆に手を洗えなくなる。帰宅したときの手洗いは重要だが、自宅内にいるときの重要性は低い。人込みを抜けたらマスクを外したい。顔に日光を当てれば体の免疫力が高まるという研究もある。マスク着用ばかりでは笑顔もわからない。

最後に次の方々に感謝します。松井珠乃・国立感染症研究所感染症疫学センター室長、中山哲夫・北里生命科学研究所特任教授には著者の問い合わせに付き合っていただき、中公新書編集部の楊木文祥氏には本書編集の労をとっていただきました。

二〇二〇年三月

井上　栄

＊第四刷に際して追記（二〇二〇年五月一三日）
集団のなかで免疫を獲得した人（抗体保有者）の割合がある値に達すると流行は止まる。これを「集団免疫」という。その割合は、基本再生産数（Ro。「0」は免疫者ゼロの集団を表す）を使って〔1マイナス1／Ro〕と計算される（J・ギセック〔山本太郎・門司和彦訳〕『感染症疫学』昭和堂、二〇〇六年）。

Roの大きさは、ウイルスの性質や人集団の行動様式などで異なる。欧米ではRoを二・五とみなし、集団免疫になる抗体保有者割合は六〇パーセントと計算している。仮に、清潔行動文化の行き届いた日本のRoが一・五だとすると、集団免疫のために必要な抗体保有率は三三パーセントになる。

感染急拡大の緊急時には、各国政府は休業・休校、行動制限などを課すことで、実効再生産数を一・〇以下にして流行を抑え込む。この措置は一時的なものであるため、緩和をおこなうと流行が再燃するが、抗体保有率は徐々に上昇して集団免疫状態に近づいていく。ワクチンが開発されれば、流行は早めに終息する。

井上 栄（いのうえ・さかえ）

1940年山梨県生まれ．東京大学医学部卒業，同大学院博士課程修了．国立予防衛生研究所研究員，国立公衆衛生院衛生微生物学部長，国立予防衛生研究所感染症疫学部長，国立感染症研究所感染症情報センター長を経て，2001-12年大妻女子大学家政学部教授．国立感染症研究所名誉所員．大妻女子大学名誉教授．

著書『文明とアレルギー病――杉花粉症と日本人』（講談社，1992年）
『感染症の時代』（講談社現代新書，2000年）
『母子手帳から始める若い女性の健康学』（大修館書店，2012年）

訳書 E・ノルビー『ノーベル賞の真実――いま明かされる選考の裏面史』（東京化学同人，2018年）
P・ヴィンテン＝ヨハンセンほか『コレラ、クロロホルム、医の科学――近代疫学の創始者ジョン・スノウ』（メディカル・サイエンス・インターナショナル，2019年）

感《かん》染《せん》症《しょう》
中公新書 *1877*

2006年12月20日初版
2011年6月25日3版
2020年4月25日増補版初版
2020年6月5日増補版5版

著 者 井上 栄
発行者 松田陽三

本文印刷 三晃印刷
カバー印刷 大熊整美堂
製 本 小泉製本

発行所 中央公論新社
〒100-8152
東京都千代田区大手町1-7-1
電話 販売 03-5299-1730
編集 03-5299-1830
URL http://www.chuko.co.jp/

Published by CHUOKORON-SHINSHA, INC.
Printed in Japan ISBN978-4-12-191877-2 C1247

中公新書刊行のことば

一九六二年一一月

いまからちょうど五世紀まえ、グーテンベルクが近代印刷術を発明したとき、書物の大量生産は潜在的可能性を獲得し、いまからちょうど一世紀まえ、世界のおもな文明国で義務教育制度が採用されたとき、書物の大量需要の潜在性が形成された。この二つの潜在性がはげしく現実化したのが現代である。

いまや、書物によって視野を拡大し、変りゆく世界に豊かに対応しようとする強い要求を私たちは抑えることができない。この要求にこたえる義務を、今日の書物は背負っている。だが、その義務は、たんに専門的知識の通俗化をはかることによって果たされるものでもなく、通俗的好奇心にうったえて、いたずらに発行部数の巨大さを誇ることによって果たされるものでもない。現代を真摯に生きようとする読者に、真に知るに価いする知識だけを選びだして提供すること、これが中公新書の最大の目標である。

私たちは、知識として錯覚しているものによってしばしば動かされ、裏切られる。私たちは、作為によってあたえられた知識のうえに生きることがあまりに多く、ゆるぎない事実を通して思索することがあまりにすくない。中公新書が、その一貫した特色として自らに課すものは、この事実のみの持つ無条件の説得力を発揮させることである。現代にあらたな意味を投げかけるべく待機している過去の歴史的事実もまた、中公新書によって数多く発掘されるであろう。

中公新書は、現代を自らの眼で見つめようとする、逞しい知的な読者の活力となることを欲している。

中公新書

科学・技術

社会・生活